GUIDE PRATIQUE

D'ÉLECTROTHÉRAPIE GYNÉCOLOGIQUE

PRINCIPAUX TRAVAUX DU MÊME AUTEUR :

Le courant continu en gynécologie, *Thèse de Paris*, 144 pages. — 1895.

Un cas d'œdème éléphantiasique des membres inférieurs. *France médicale*, n° 34, 1897.

Traitement galvanique et guérison d'un cas d'œdème éléphantiasique des membres inférieurs. *Bull. de la Soc. fr. d'électr.*, octobre 1897, p. 193.

Les œdèmes éléphantiasiques : leur traitement électrique. *Ann. d'électr.*, 15 mars 1898.

Le traitement électrique des névralgies. *France médicale*, n° 14, 1898.

Note sur une nouvelle application des courants statiques induits. Communication à la Société française d'électrothérapie. *Bull. de la Soc.*, avril 1898, p. 60.

Note sur un nouveau traitement électrique de certaines affections de la peau et des muqueuses. Note à l'Académie de médecine; rapport de M. Laborde, le 7 juin 1898 (*Bull. de l'Académie*, p. 660)

Un nouvel ozoneur. Note à l'Académie de médecine, 31 janvier 1899 (*Bull.*, 1899, p. 149.)

Note sur l'emploi du courant statique induit en gynécologie; un nouvel ozoneur. Société de médecine de Paris, 28 janvier 1899 (*France médicale*, n° 5, 1899.)

L'électrode galvanique intra-utérine; étude critique. *Ann. d'électr.*, mars 1899, p. 222.

Quelques considérations sur le courant statique induit. — Présentation d'un Rhéostat. Communication à la *Soc. fr. d'électr.*, 18 mai 1899 (*Bull.*, mai 1899.)

Le courant et l'effluve statiques induits. Leurs applications thérapeutiques. Communication au Congrès pour l'Avancement des sciences tenu à Boulogne du 14 au 21 septembre 1899.

GUIDE PRATIQUE

D'ÉLECTROTHÉRAPIE GYNÉCOLOGIQUE

PAR

Le Dr E. ALBERT-WEIL

Licencié ès-sciences physiques et chimiques
Ancien interne de Saint-Lazare
Préparateur adjoint à la Faculté de Médecine de Paris
Médecin-Électricien.

Préface de M. le Professeur GARIEL
Membre de l'Académie de Médecine

Avec 34 figures intercalées dans le texte

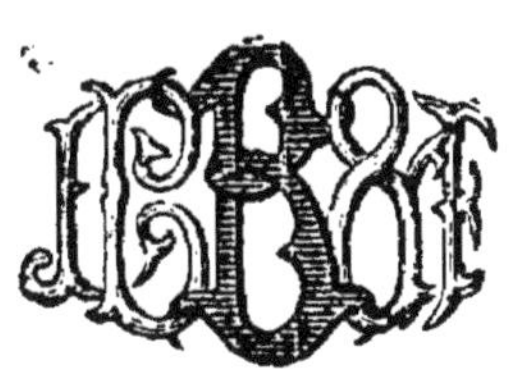

PARIS

LIBRAIRIE J.-B. BAILLIÈRE ET FILS

19, RUE HAUTEFEUILLE, PRÈS DU BOULEVARD SAINT-GERMAIN

—

1900

PRÉFACE

—

Les applications de l'électricité aux sciences médicales, applications dont la valeur n'est pas niable, deviennent chaque jour plus nombreuses et plus variées, ce dont on ne saurait s'étonner, car leurs progrès suivent l'introduction dans la pratique des nouvelles formes de l'énergie électrique.

Au siècle dernier, la machine statique, seule source alors connue d'électricité, était utilisée à des usages médicaux. La découverte de la pile par Volta introduisait les courants continus comme moyen de traitement; les courants d'induction furent employés à leur tour après que Faraday eut fait connaître les moyens de les produire. Ces procédés, qui constituent comme l'histoire ancienne de l'électricité médicale, ont été progressivement améliorés dans leurs moyens de production et dans les détails de leur application. Ils se sont modifiés même et, par exemple, on a vu apparaître les courants sinusoïdaux et, plus tard, les courants de haute tension. D'autre part, un progrès capital a été fait par l'introduction des mesures électriques qui ont substitué des indications précises à des appréciations vagues et mal déterminées.

a.

Mais si les moyens d'action se sont multipliés, si leur emploi s'est étendu, il faut bien reconnaître que les résultats n'ont pas toujours été ceux que l'on espérait, et que des contradictions ont pu souvent être signalées. On ne saurait s'en étonner : on est en présence d'un agent dont le ou les modes d'action ne sont pas encore bien déterminés. Mais il est d'autres raisons aux mécomptes qui ont été observés.

L'une d'elles, la plus importante croyons-nous, consiste dans la connaissance insuffisante que possédaient les médecins qui employaient l'électricité, du côté scientifique de la question. Il n'est pas nécessaire, pour se servir correctement de cet agent, d'être au courant de toutes les lois qui régissent son action : il y a cependant certaines données qu'il est indispensable d'avoir, ne fût-ce que pour se servir correctement des appareils que l'on a à sa disposition.

D'autre part, l'électricité est un agent qui semble quelquefois capricieux lorsqu'on l'emploie dans la pratique où l'on peut observer des effets complètement différents de ceux que l'on attendait. En réalité ces différences tiennent à ce qu'on a négligé certains détails d'application qui semblaient sans importance, alors que, pour obtenir le même effet dans deux conditions analogues, il faut que tout reste identique, et ce n'est qu'une discussion délicate et complète qui montre les parties dont le rôle est le moins important, parties qui ne sont pas toujours ce qu'on croyait être de simples détails.

L'électricité a fait de tels progrès, a subi de telles modifications dans le quart de siècle qui vient de s'écouler que les praticiens qui ont terminé leurs études médicales depuis un certain temps étaient grandement excusables de n'avoir sur cet agent que des notions vagues, quand elles n'étaient pas inexactes. Il n'en devrait plus être de même pour les jeunes médecins; car depuis un assez long temps les études sont bien dirigées dans les Facultés et les Écoles de médecine. Malheureusement, trop d'étudiants négligent plus ou moins complètement ces études et, par leur faute, entrent dans la carrière aussi ignorants que l'étaient, à ce point de vue, leurs aînés.

Aussi s'explique-t-on que, dans tout livre qui traite des applications de l'électricité, se trouve au début une partie plus ou moins étendue qui rappelle ou résume les connaissances physiques nécessaires. Il est à souhaiter, mais nous ne sommes pas sûrs que ce vœu soit réalisé, que cette partie soit étudiée sérieusement et ne soit pas négligée par les lecteurs.

Il va sans dire que, pour que cette sorte d'introduction présente une utilité réelle, il faut qu'elle fournisse des renseignements précis et complets.

Le *Guide pratique d'Électrothérapie gynécologique* de M. le Dr E. Albert-Weil se présente sous la forme générale que nous venons d'indiquer et nous ne lui en faisons pas un reproche; nous dirons même que la partie théorique est claire et qu'elle nous a paru contenir toutes les données réellement utiles. Toute personne qui aura compris ces éléments scientifiques et qui se les sera assimilés sera en état de faire utilement de l'électrothérapie pratique.

Le livre de M. Albert-Weil se caractérise en

outre par l'indication *détaillée* des conditions des applications de l'électricité et, par là, il nous paraît devoir rendre de réels services en insistant sur ces détails dont, comme nous le disions précédemment, la mauvaise réalisation peut amener de fâcheux mécomptes. La technique des divers modes d'emploi de l'électricité est exposée avec soin et l'on sent que l'auteur la possède parce qu'il l'a fréquemment utilisée.

Nous n'insisterons pas sur la deuxième partie de l'ouvrage dans laquelle M. Albert-Weil étudie les maladies auxquelles l'électricité est applicable, soit comme moyen de traitement, soit comme moyen de diagnostic. Nous l'avons lue avec intérêt; mais la question n'est pas absolument de notre compétence. L'auteur, d'ailleurs, peut s'appuyer sur son expérience personnelle, ce qui donne une réelle valeur aux idées qu'il exprime. Aussi nous pensons que cette seconde partie, à un autre point de vue, ne sera pas moins utile que la première. Nous croyons donc pouvoir recommander le *Guide pratique d'électrothérapie gynécologique* aux médecins qui désirent se mettre au courant de ces applications particulières de l'électricité.

C. M. GARIEL.

AVANT-PROPOS

—

Ce livre est un livre pratique et un livre de
bonne foi ; — livre pratique, car j'y ai décrit
les diverses modalités de l'énergie électrique
qu'on peut utiliser dans la thérapeutique
gynécologique, la technique minutieuse de
leurs applications et la conduite à tenir dans
chaque maladie en particulier ; — livre de
bonne foi, car j'y ai précisé la valeur exacte
du traitement électrique, les affections génitales des femmes dans lesquelles il constitue
le traitement de choix, celles dans lesquelles
il est tout à fait contre-indiqué.

L'électricité a été longue à acquérir droit
de cité dans le traitement des maladies des
femmes, parce que — d'aucuns, ayant voulu
en faire en quelque sorte la panacée, à la
fois moyen de réparation et guide de diagnostic, qui devait préserver de l'intervention chirurgicale presque toutes les maladies

du petit bassin — d'autres, par esprit contradictoire, lui ont, au contraire, dénié toute vertu et toute efficacité. Or, l'électricité ne mérite ni cet enthousiasme, ni cet ostracisme : la chirurgie aura, certes, bien souvent encore, le dernier mot. Il est des cas où il serait criminel de tenter des essais qui feraient perdre un temps précieux, alors que l'intervention opératoire, rapidement exécutée, peut déterminer la guérison; mais il en est d'autres où il serait non moins criminel d'opérer avant d'avoir au moins essayé un traitement électrique bien appliqué et bien conduit.

Indiquer quels sont ces cas, comment il faut les traiter électriquement, avec quels appareils et surtout avec quelle technique — point fort important, car bien des insuccès de l'électricité n'ont été dus qu'à une technique défectueuse — tel a été mon but.

Cela n'a point été le seul; car certaines affections gynécologiques, qui n'ont jamais été justiciables de la chirurgie, sont améliorées ou guéries par le traitement électrique. J'ai également tenu à déterminer quelles étaient ces affections et quel traitement électrique il convenait de leur opposer.

Ce livre se divise en DEUX PARTIES. Dans la *première* j'ai rappelé quelques notions indispensables de physique sans oublier que je m'adressais à des médecins. J'ai montré que les modalités électriques utilisées en thérapeutique étaient le courant continu, les courants faradiques, les courants galvano-faradiques, le courant alternatif sinusoïdal, le courant ondulatoire sinusoïdal, les courants de haute fréquence de M. D'Arsonval, les courants statiques, les courants statiques induits; j'ai exposé en quoi consistaient ces divers courants, comment on pouvait les obtenir, quels étaient leurs effets sur l'organisme, et, en gynécologie en particulier, quelles en étaient les diverses indications. Je me suis attaché à faire comprendre comment il fallait relier les divers appareils entre eux et avec la malade, et à ne laisser dans l'ombre aucun détail de la technique : il suffit souvent de l'oubli d'une manœuvre des plus simples pour qu'une application électrique soit inefficace.

Dans la *deuxième partie*, j'ai exposé ma pratique; j'ai repris toutes les maladies des organes génitaux de la femme pour lesquelles on a proposé le traitement électrique.

Quand j'ai reconnu son indication soit comme méthode de choix, soit comme méthode d'attente avant l'intervention chirurgicale, soit comme pis-aller après l'échec d'interventions plus simples, je me suis efforcé de décrire complètement, et sans rien omettre, la marche à suivre.

J'ose espérer avoir ainsi contribué à donner à l'électricité sa véritable place en gynécologie, et à généraliser son judicieux emploi.

E. ALBERT-WEIL

Avril 1900

GUIDE PRATIQUE
D'ÉLECTROTHÉRAPIE GYNÉCOLOGIQUE

PREMIÈRE PARTIE

MODALITÉS ÉLECTRIQUES UTILISÉES EN GYNÉCOLOGIE

CHAPITRE PREMIER

LE COURANT CONTINU EN GYNÉCOLOGIE

§ 1ᵉʳ. — *Sources du courant continu.*

Définition. — Soient deux vases communiquants remplis d'eau ; si les surfaces libres des liquides sont dans l'espace à des hauteurs différentes, il s'établira du vase supérieur au vase inférieur *un courant ou écoulement d'eau.*

Considérons deux corps reliés par un fil métallique par exemple. Chacun de ces corps a un état moléculaire particulier, qui constitue son état électrique et qui est une de ses caractéristiques temporaires, aussi bien que sa température. Si l'état électrique de l'un est différent de l'état électrique de l'autre, ces états tendent à s'égaliser ; et il y a *circulation ou courant électrique* entre les deux. De même que, dans le cas de deux vases communiquants, l'écoulement ou le courant d'eau persistera tant qu'il y aura une différence de niveau entre les deux surfaces libres du liquide, et par suite une différence de pression sur ces mêmes surfaces ; de même, entre les deux corps, le courant électrique persistera tant que le niveau électrique sera différent entre eux et que la tension électrique de l'un l'emportera sur la tension électrique de l'autre : la tension électrique d'un corps s'appelle le *potentiel*.

Tant qu'un ensemble de deux corps, reliés par un circuit extérieur, présente une différence de tension ou de potentiel, il y a un *courant électrique* qui va, à travers le circuit extérieur, du corps au plus haut potentiel au corps au potentiel le moins élevé.

Si la différence de potentiel est constante et si le circuit extérieur est toujours le même, le courant est un *courant continu* ou *constant*.

Tout système, présentant entre deux de ses points une différence de potentiel constante et pouvant la maintenir, est un *générateur à courant continu* ; et la force capable de déterminer entre les deux point la différence de potentiel constante *est la force électromotrice*.

Si l'on considère un circuit fermé renfermant un pareil générateur, il est intéressant de connaître le débit d'électricité, c'est-à-dire la *quantité de courant* qui traverse un point quelconque d'un tel circuit pendant un temps déterminé. La quantité de courant qui le traverse en une seconde est *l'intensité*.

La valeur de l'intensité dépend de la différence de potentiel génératrice et de la *résistance* propre du circuit à se laisser traverser par le courant. Ces trois grandeurs, force électromotrice, intensité, résistance, qu'on représente par les lettres E, I et R, sont reliées, par la loi d'Ohm qui s'écrit :

$$I = \frac{E}{R}$$

et qui s'exprime ainsi : *l'intensité d'un courant constant, circulant au travers d'un circuit fermé, est égale au quotient de la force électromotrice par la résistance totale du circuit;* ce qui veut dire que, pour une résistance donnée du circuit, l'intensité varie proportionnellement à la force électromotrice, et que, pour une force électromotrice constante, elle varie en raison inverse de la résistance totale du circuit.

La résistance se mesure en *ohms*, l'intensité en *ampères*, et la force électromotrice en *volts*.

Un *ohm* est la résistance offerte, à un courant invariable, par une colonne de mercure à o ayant un millimètre carré de section et 106 centimètres de long .

Un *ampère* est, en pratique, l'intensité d'un courant qui, traversant une solution d'azotate d'argent, dépose 0,001118 grammes d'argent, par seconde.

Un *volt* est la force électromotrice qui soutient un courant d'un ampère dans un circuit dont la résistance est un ohm.

En électrothérapie, l'ampère est une unité de mesure bien trop considérable : aussi exprime-t-on l'intensité du courant continu appliqué à l'organisme en *milliampères*, c'est-à-dire, en multiples de la millième partie de l'unité industrielle.

L'utilisation du courant continu dans la thérapeutique s'appelle la GALVANISATION.

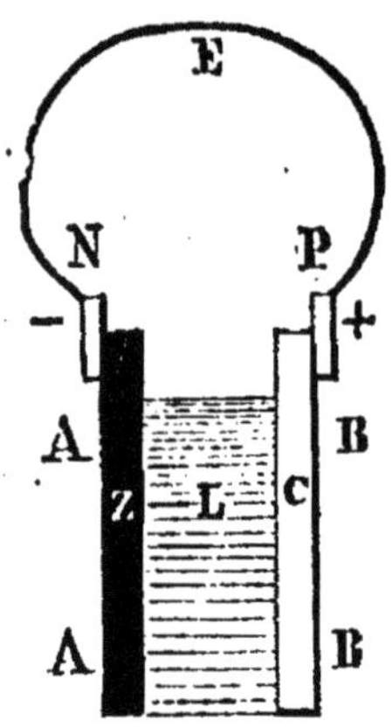

Fig. 1. — Schéma du courant de pile.

Piles. — Le plus simple des générateurs à courant continu est la pile de Volta.

Dans sa forme élémentaire, elle est constituée par une lame de zinc Z et une lame de cuivre C plongeant dans un liquide acidulé L. (fig. 1).

Si on les relie par **un fil de** cuivre, en dehors du liquide, on peut constater le passage d'un courant allant à travers ce fil de la lame de cuivre à la lame de zinc : ces deux lames constituent les deux pôles de la pile; la lame de zinc est le pôle négatif; la lame de cuivre, le pôle positif.

En même temps que le courant passe, les lames

et le liquide sont le siège d'actions chimiques intenses : décomposition de l'eau, attaque du zinc par l'oxygène, formation de sulfate de zinc et dépôt d'hydrogène à la surface du cuivre. L'énergie dégagée par ces actions chimiques suffit à maintenir constante la différence de potentiel entre les extrémités du fil ; et par suite la pile est un véritable *transformateur d'énergie chimique en énergie électrique*.

L'intensité du courant développée par la pile sera, en un point quelconque du circuit, donnée par la loi d'Ohm. On aura

$$I = \frac{E}{R + r}$$

si R est la résistance du circuit extérieur, r la résistance de la pile, car dans l'expression de la loi d'Ohm, R représente la résistance totale du circuit, ou la somme des résistances des diverses parties de ce circuit.

Mais, pour les usages médicaux, l'intensité donnée par une seule pile n'est en général pas suffisante ; il faut en employer plusieurs à la fois.

Si l'on a plusieurs piles, si l'on relie le pôle positif de la première au pôle négatif de la seconde, et si l'on procède ainsi successivement, on a une chaîne présentant, à ses extrémités, une différence de potentiel totale, égale à autant de fois la différence de potentiel existant entre deux lames d'une seule pile, qu'il y a de piles dans la chaîne.

Cela se conçoit facilement ; car la différence de

potentiel entre les deux pôles d'une pile est une caractéristique indépendante de la valeur absolue des potentiels de ces deux pôles. Si le pôle positif de la première pile est relié au pôle négatif de la seconde, ces deux pôles sont au même potentiel; et le pôle positif de la deuxième pile, surpassant d'une quantité mesurée par la valeur de E, le potentiel de son pôle négatif, surpasse d'une quantité 2E le potentiel du pôle négatif de la première pile; et ainsi de suite.

La différence de potentiel entre le pôle positif de la n^{me} pile et le pôle négatif de la prémière sera mesurée par nE. L'intensité, en un point quelconque d'uu circuit reliant ces deux pôles extrêmes, sera donnée par la formule

$$(1) \qquad I = \frac{n\mathrm{E}}{\mathrm{R.} + nr} = \frac{\mathrm{E}}{\dfrac{\mathrm{R.}}{n} + r}$$

car la résistance totale se compose de la résistance du circuit extérieur, plus la somme des résistances intérieures des n piles.

Si au lieu de réunir les n piles successivement par leurs pôles de noms contraires, *en série*, on réunit ensemble tous les pôles positifs et ensemble tous les pôles négatifs, on réunit ces piles *en batterie*; et on constitue ainsi une seule pile dont la force électromotrice reste E, — car la force électromotrice d'un élément de pile voltaïque ne dépend que de la nature des surfaces métalliques, plongées dans le liquide acidulé, et nullement de leur étendue — mais la résistance de cet élément devient n fois plus petite ; — car la surface de la pile est, en somme, devenue n fois plus grande ; et la théorie et la pratique montrent que la résistance électrique d'un corps ou d'un système est inversement proportionnelle à son étendue. L'intensité est alors donnée par la formule

$$(2) \qquad I = \frac{E}{R. + \dfrac{r}{n}}$$

Pour l'application du courant continu à l'organisme, on intercale le malade dans le circuit extérieur. Si on veut le faire traverser par un courant d'une intensité assez élevée, il faut employer une réunion de piles en série. L'examen des deux formules (1) et (2), en supposant R très grand, ce qui est ainsi quand R représente la résistance de l'organisme, montre en effet que ce n'est que dans le cas de la première formule, qu'on peut avoir pour I toutes les valeurs possibles : il suffit d'augmenter dans ce but le nombre des piles de la série. Dans le cas du second groupement, cette augmentation ne servirait de rien, car $\dfrac{r}{n}$ est très petit vis-à-vis de R.

Une série de piles est donc indispensable, pour la galvanisation ; mais il faut que cette série puisse donner un débit constant. Aussi une série de piles de Volta ne saurait convenir : la force électromotrice de la pile voltaïque ne reste pas constante ; par suite des actions chimiques (formation de sulfate de zinc, dégagement d'hydrogène au pôle positif), il se produit, dans chaque élément, une force contre-électromotrice, c'est-à-dire de sens contraire à la force électromotrice primitive; force qui augmente avec la durée de mise en service, si bien qu'au bout d'un [certain temps l'intensité peut être réduite à zéro dans le circuit : la pile est dite *polarisée*. Une bonne pile médicale sera donc celle où, par un artifice, on aura supprimé la polarisation, et qui de plus remplira les conditions suivantes formulées par M. Bordier (1) :

« 1° La pile doit posséder d'abord la résistance intérieure la plus faible possible;

« 2° Elle doit avoir une force électromotrice moyenne de façon à éviter un trop grand nombre d'éléments;

« 3° Elle doit avoir des dimensions ni trop grandes, ni trop restreintes;

« 4° Elle ne doit pas dégager de produits odorants ou corrosifs;

« 5° Elle ne doit pas demander un renouvellement des liquides trop fréquent; et pour cela elle ne doit pas travailler si on ne ferme pas le circuit extérieur. »

Les appareils qui remplissent plus ou moins tous ces désidérata sont assez nombreux, chaque constructeur en fabriquant souvent même plusieurs modèles.

(1) Bordier, *Précis d'électrothérapie*, page 67.

Pour une installation fixe, une batterie de couples Gaiffe au chlorure de zinc avec le bio-

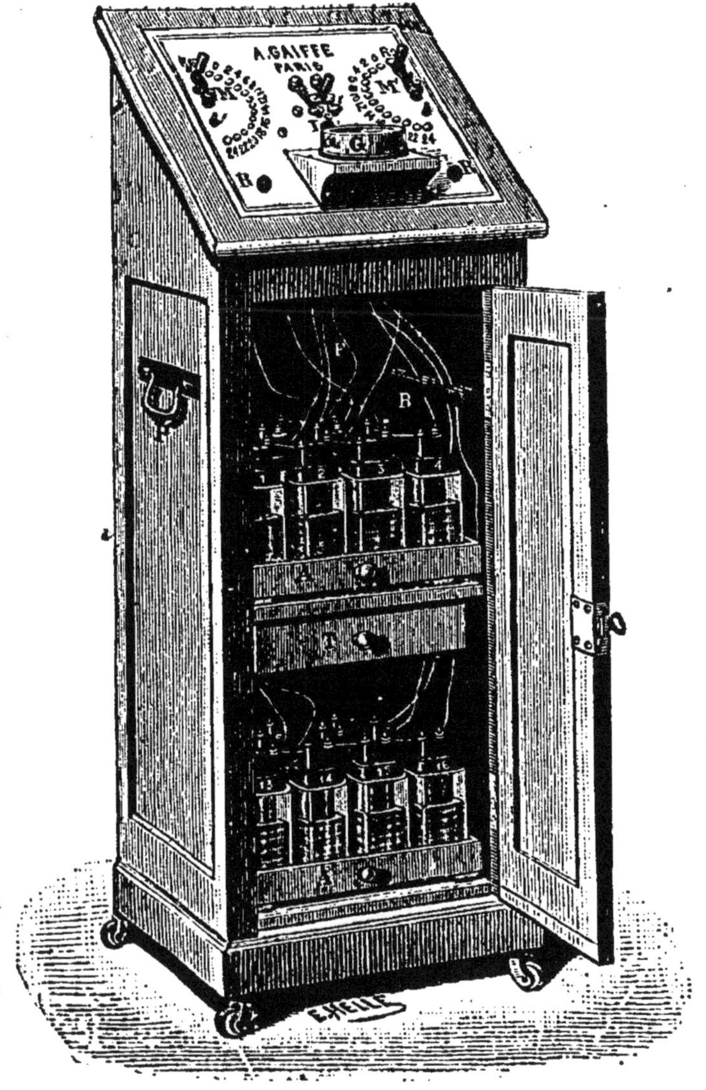

Fig. 2. — Batterie de piles au bioxyde de manganèse et chlorure de zinc. — Meuble de cabinet.

xyde de manganèse comme dépolarisant peut par-

1.

faitement convenir (fig. 2). Le couple, de force électromotrice égal à 1 volt. 45, comprend un cylindre creux de charbon, rempli par couches superposées de grains de manganèse et de charbon, et une tige de zinc fixés tous deux, de façon à ne pas se toucher et à ce qu'il ne puisse existencer de court circuit, au couvercle d'un vase de verre, rempli d'une solution de chlorure de zinc à 20 pour 100. Un de ses avantages est d'être facile à nettoyer : le vase de charbon étant ouvert peut être vidé et rechargé lorsque le bioxyde de manganèse qu'il contient est épuisé. Un simple lavage à l'acide chlorhydrique, surtout s'il est fait avant l'épuisement complet, le débarrasse de l'oxyde de zinc qui s'est déposé dans ses pores et lui rend toute sa porosité première. Une batterie de 36 couples de 0,08 centimètres de côté et de 0,15 centimètres de hauteur est plus que suffisante pour toutes les applications galvaniques en gynécologie.

Une batterie de piles Bergonié est également fort bonne : la pile Bergonié n'est, au reste, qu'une pile Leclanché au chlorhydrate d'ammoniaque; mais ses diverses parties sont soigneusement isolées et son mode de fermeture empêche toute émanation.

Comme batterie transportable, une batterie de 40 à 50 éléments de piles à flotteurs Chardin (fig. 3) au bisulfate de mercure est une des plus pratiques. Au repos, les deux flotteurs de liège, placés vis-à-vis l'un de l'autre dans chaque vase de pile, en obstruent suffisamment la lumière pour qu'on puisse remuer l'ensemble de la batterie, sans répandre de liquide. Pour la mise en marche, une

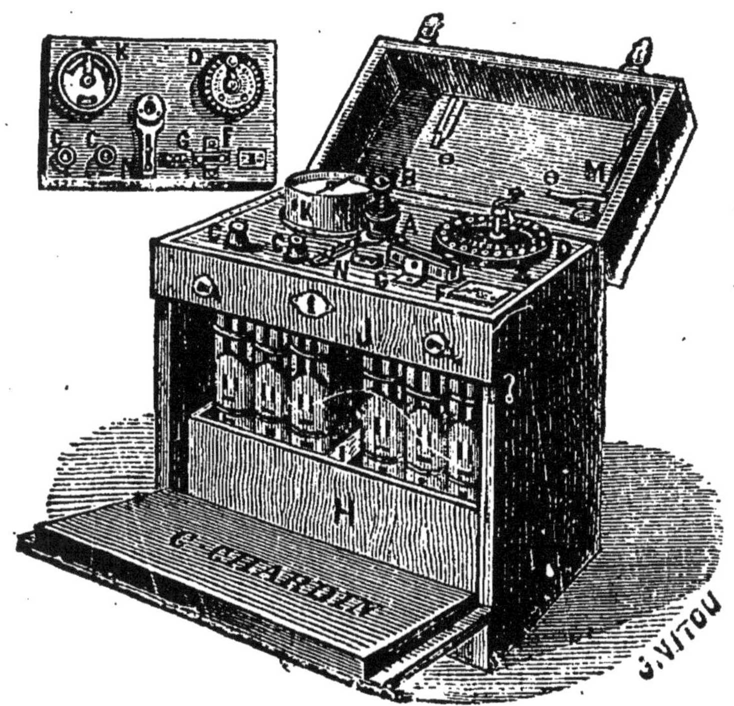

Fig. 3. — Batterie de piles transportables.

Pour mettre en marche l'appareil, on tourne la vis A : les vases se soulèvent et les zincs et charbons plongent dans le liquide.

crémaillère rapproche les vases des charbons et des zincs, et permet à ces derniers d'appuyer sur les flotteurs et de faire monter le liquide. Pour le nettoyage, il suffit de détacher la planchette qui porte les zincs et les charbons, les gratter s'il y a lieu, vider les flacons, les laver et ensuite les remplir à nouveau avec un liquide filtré dont la teneur, pour chaque élément, est de 40 grammes d'eau, 20 grammes de bisulfate de mercure et 3 grammes d'acide sulfurique.

Une batterie de piles blocs, système Germain, peut également être employée. La pile bloc est une pile à chlorhydrate d'ammoniaque et à bioxyde de manganèse, basée sur la propriété que possède la cellulose de noix de coco d'absorber les liquides excitateurs de la pile et de ne présenter au passage du courant électrique qu'une résistance très peu différente de celle du liquide qui l'imprègne. La masse de cellulose est comprimée entre une plaque de zinc et un charbon entouré de grainette et de bioxyde de manganèse comme dépolarisant. Le tout est enfermé dans une boîte hermétique : grâce à cette fermeture, il ne se produit ni couches gazeuses au contact des électrodes, ni évaporation du liquide. Une batterie de 32 éléments, de 12 centimètres de hauteur, 7 centimètres 5 de largeur et d'épaisseur convient pour toutes les applications gynécologiques : chaque élément a une force électromotrice de 1 volt 60. Les inconvénients d'une batterie de piles blocs sont son poids relativement élevé et l'impossibilité où l'on est de la recharger soi-même; ses avantages, sa propreté et la possibilité de son fonctionnement dans toutes les positions.

Accumulateurs. — De même que, par suite des actions chimiques extérieures, une pile se polarise; de même, si l'on fait traverser à un courant une solution étendue d'acide sulfurique, dans laquelle plongent des lames de platine, qui lui servent de lame d'entrée et de sortie, l'eau est décomposée; et l'oxygène se dégage à la lame d'entrée et l'hydrogène à la lame de sortie. Si, par un artifice quelconque, on empêche ces gaz de quitter les lames électrodes, en les entourant, par exemple, comme dans la pile de Grove, de deux éprouvettes fermées hermétiquement à leur partie supérieure, et si, après avoir fait passer le courant de la pile, on joint ensuite les deux lames par un fil allant directement de l'une à l'autre, ce circuit est traversé par un courant, qui est de sens inverse au courant initial qui a traversé la solution sulfurique, et qui s'arrête avec la disparition du gaz; si au contraire les lames électrodes avaient été en plomb, on aurait pu avoir un courant d'assez longue durée, par suite d'actions réactionnelles des gaz sur les plaques de plomb.

Un système, dans lequel la polarisation des électrodes permet de recueillir, après la suppression du courant polarisant et longtemps après même, un courant de sens inverse est un *accumulateur*; c'est, on le voit, l'inverse d'une pile (Darrieus), au moins en pratique; en théorie, c'est un véritable *transformateur différé* (Hospitalier, Bergonié) d'énergie électrique, emmagasinée sous forme d'énergie chimique et restituée sous forme électrique.

Tous les accumulateurs usités sont à lames de plomb. Pour les former, il était nécessaire autrefois de faire passer au travers du système un courant de charge jusqu'à ce que la plaque positive soit oxydée et la plaque négative sulfatée. Ce temps a été notablement abrégé, depuis le perfectionnement de MM. Faure, Sellon et Volckmar, qui consiste à les imprégner, à l'avance, des composés les plus voisins des corps à former, de minium pour la plaque positive, et de litharge pour la plaque négative. Le courant de charge n'a plus qu'à suroxyder le minium et à réduire la litharge en plomb.

Les divers accumulateurs diffèrent par la nature des corps oxydés qu'ils contiennent préalablement et par la manière dont les lames sont disposées pour les recevoir Les divers modèles présentent, à peu près tous, aux deux bornes une différence de potentiel égale à deux volts. L'intensité qu'ils peuvent fournir varie avec le poids des lames ; si bien que les constructeurs ont l'habitude de les désigner par ce dernier. Mais cette désignation ne suffit pas ; il est des accumulateurs à décharge rapide, d'autres à décharge lente : pour les usages thérapeutiques du courant continu, ce sont ces derniers qu'il faut employer.

Nombreux sont les modèles d'accumulateurs utilisables en électrothérapie. Le modèle Tudor a des électrodes de très grande surface et ne nécessite qu'une très faible quantité d'oxydes. Les

plaques sont formées d'une série de lamelles superposées, d'environ 10 millimètres de longueur,
ayant au centre un millimètre d'épaisseur ; se terminant en pointe à leurs extrémités ; on obtient
ainsi une très grande surface exposée à l'action
de l'acide, soit 25 décimètres carrés par kilogramme d'électrodes ; et comme, de plus, de grands
intervalles ont été ménagés entre les plaques et
le fond du récipient, les oxydes, qui tombent en
fine poussière, ne peuvent déterminer des circuits
dérivés.

Le modèle Edouard Peyrusson est formé de
lames de plomb, n'ayant qu'un demi-millimètre
d'épaisseur, rendues très robustes par des armatures en plomb antimonié. L'électrode positive est
formée d'une tige centrale, qui est l'axe commun
à toutes les lames positives ; l'électrode négative
est formée de lames de plomb, d'un demi-millimètre d'épaisseur, plissées et fendues de telle sorte
que les actions chimiques peuvent s'exercer sur
les deux faces.

Comme les piles, les accumulateurs, qui doivent
être employés pour la galvanisation, doivent être
réunis en tension.

Si l'on ne désire une batterie d'accumulateurs
que pour la galvanisation exclusivement, on peut
se contenter d'une batterie de 25 accumulateurs
d'un kilogramme : les constructeurs d'appareils
médicaux en fabriquent de ce poids. Mais souvent
on demande à une batterie d'accumulateurs de

servir à d'autres buts encore; aussi dans une installation, en ces cas, faut-il en prendre un plus grand nombre et de plus grande surface.

Les accumulateurs sont une des sources de courant continu des plus fidèles; mais ils réclament, pour leur bonne conservation, un certain nombre de précautions dont la plus importante est le parfait isolement. Chaque élément supporté par des isoloirs de verre doit être soigneusement séparé des éléments voisins. La batterie tout entière doit être démontée et nettoyée tous les deux ou trois mois. Il faut en effet, de temps en temps, vérifier les plaques, voir si, par leur torsion, il ne s'est pas formé de courts circuits, enlever les sulfates qui peuvent les recouvrir en les trempant dans un bain légèrement acide, les regarnir si elles ont perdu leurs substances actives, et détacher les dépôts de peroxyde qui peuvent se trouver au fond des vases; car toutes ces modifications ont pour effet de faire tomber, plus rapidement que de coutume, la différence de potentiel entre les bornes de chaque élément à 1 volt 8, limite inférieure, au-dessous de laquelle il ne faut pas faire fonctionner un accumulateur, si l'on ne veut risquer de le détériorer.

Si le médecin électricien possède, en son appartement, une prise de courant continu à 110 volts, rien ne lui sera plus facile que de recharger lui-même ses accumulateurs sans manipulations et sans dépense : il suffira de placer la batterie, en tension, dans le circuit d'une ou plusieurs lampes servant à son éclairage, en veillant à ce que l'intensité de charge ne dépasse pas l'intensité maxima indiquée par le constructeur comme devant être l'intensité du régime de charge, et en arrêtant cette dernière, quand il aura mesuré, grâce à un voltmètre relié aux deux extrémités de la série des accumulateurs, que la différence de potentiel totale égale autant de fois 2 volts 5 environ qu'il y a d'accumulateurs (1).

Machines Dynamos. — Les machines dynamos constituent une troisième source de courant continu.

Ces machines sont basées sur l'existence de courants développés ou induits dans un circuit fermé qu'on fait tourner entre les deux pôles d'un aimant, et sur les lois de Lenz qui déterminent le sens de ces courants; ce sont *des transformateurs d'énergie mécanique en énergie électrique.*

Ce n'est point ici le lieu de décrire les grosses machines industrielles; il suffit du reste de savoir qu'elles sont à courant continu ou à courant alternatif, selon qu'on redresse ou non le courant produit.

Dans une clinique, dans un hôpital, si l'on a une force motrice à sa disposition, on peut s'en ser-

---

(1) Il vaut même mieux vérifier chaque accumulateur en reliant le voltmètre à ses deux bornes; à la fin de la charge, entre les pôles de chaque élément doit exister une différence de potentiel de 2 volts 5.

vir pour faire fonctionner une machine dynamo : cette dernière sera une source puissante de courant continu ou alternatif. C'est ce qu'a réalisé M. Truchot, en son service de l'hôpital de Clermont-Ferrand.

Si la dynamo donne du courant continu, on utilise directement ce courant ou l'on s'en sert pour charger des accumulateurs; si la dynamo donne du courant alternatif, on peut faire arriver ce courant dans une autre machine possédant deux systèmes de balais collecteurs; et l'on peut recueillir, ainsi, un courant redressé avec lequel on peut pratiquer la galvanisation.

Courant continu des stations centrales. — Dans les stations centrales qui distribuent du courant continu pour l'éclairage des villes, le courant continu est produit par des dynamos, suppléées quelquefois par des accumulateurs.

Au lieu de posséder chez soi une batterie d'accumulateurs ou une dynamo, on peut utiliser le courant continu de la ville, pourvu qu'on en abaisse la tension — il est distribué en général sous 110 volts — de telle sorte qu'on puisse l'appliquer sur le corps humain, même avec une faible intensité.

Plusieurs dispositifs ont été employés à cet effet; parmi eux il me suffit de citer le réducteur de potentiel Chardin et le Vetter Current Adapter (1)

____

(1) *Archives d'électricité médicale*, 1896, p. 447.

qui a le grand avantage de pouvoir s'adapter à la douille d'une lampe à incandescence quelconque.

J'en ai réalisé un, moi-même, dans un tableau que j'ai construit pour mon cabinet et avec lequel je puis pratiquer la galvanisation, la faradisation, la galvanofaradisation et obtenir la lumière, le cautère et la charge d'accumulateurs.

Quand ce tableau est disposé pour la galvanisation, le circuit qui comprend le patient est constitué ainsi : branchement sur le fil d'arrivée du courant dans la pièce, plomb fusible, lampe de 50 bougies, malade, résistance, plomb fusible, branchement sur le fil de retour du courant. Ce circuit est un circuit dérivé sur le circuit principal. En vertu des lois de Kirchhoff, l'intensité du courant qui le traverse est inversement proportionnelle à sa résistance; elle est d'autant plus grande qu'il est moins résistant. On a deux procédés pour la faire varier : y placer des lampes d'un plus ou moins grand nombre de bougies ou faire varier la résistance intercalée; résistance que j'ai formée par une colonne liquide.

Cette utilisation directe du courant des villes, très en honneur en Amérique, a été vivement critiquée. Mais aujourd'hui on est revenu de la condamnation qu'on avait voulu prononcer contre elle. Il est juste de la proscrire quand les canalisations des rues sont aériennes, mal isolées : on conçoit les désordres que pourrait causer sur les fils employés la chute d'un fil de haute tension d'une autre canalisation. Il est légitime également de ne point pratiquer l'utilisation directe quand le travail demandé au secteur varie brusquement, lors de l'allumage des lampes ; des oscillations peuvent se produire à ce moment. Mais à Paris, où les canalisations sont souterraines, soigneusement entretenues, avec une installation de cabinet bien établie, l'application du courant continu de la ville peut être faite directement au malade. Le seul danger serait un défaut d'isolement de celui-ci et une mise à la terre, car les canalisations ont quelquefois un pôle à la terre.

Mais ce danger est imaginaire, si, comme en mon cabinet, le plancher est recouvert en linoléum incrusté fort épais, si, au voisinage du lieu d'application, il n'existe ni conduite d'eau, ni conduite de gaz, et si, en particulier pour les applications gynécologiques, le lit à électrisation est en chêne massif.

§ 2. — *Autres appareils indispensables pour la galvanisation*

Rhéostat. — Supposons donc que nous soyons en possession d'une bonne source de courant continu.

Avant de conduire au malade le courant de l'appareil, batteries de piles ou d'accumulateurs, tableau pour utilisation directe, il faut lui faire traverser une résistance : cette résistance constitue un rhéostat. En la faisant varier, pendant que le patient est dans le circuit, on peut faire parcourir au courant toute la gamme des intensités depuis o à 15o milliampères et plus, et cela sans secousses, d'uue façon graduelle : ce qui est d'importance, surtout en électrothérapie gynécologique.

Un des meilleurs rhéostats est celui du professeur Bergonié (fig. 4); rhéostat dont on fait varier la résistance, en plongeant, plus ou moins, dans le liquide qu'il renferme deux lames de charbon amincies suivant une courbe parabolique et terminées par un faisceau de fils de verre : le courant entre par un bloc de charbon, traverse une épaisseur variable de liquide et ressort par l'autre lame.

M. Bordier a modifié ce rhéostat d'une façon très pratique : les deux charbons de son appareil sont fixés et attachés à une planchette ; ils plongent dans les deux branches d'un tube en U renfermant trois liquides (mercure, eau et huile de vaseline), qu'on peut déplacer grâce à une crémaillère.

Dans mon tableau pour l'électrothérapie, j'utilise ce rhéostat, en l'intercalant sur le trajet d'un des fils allant au malade : mais j'obtiens le mouvement de la planchette, qui porte le tube en U, en la faisant glisser entre deux montants taillés en biseau, grâce à une cordelette passant sur deux poulies.

Collecteur. — Quand la source du courant

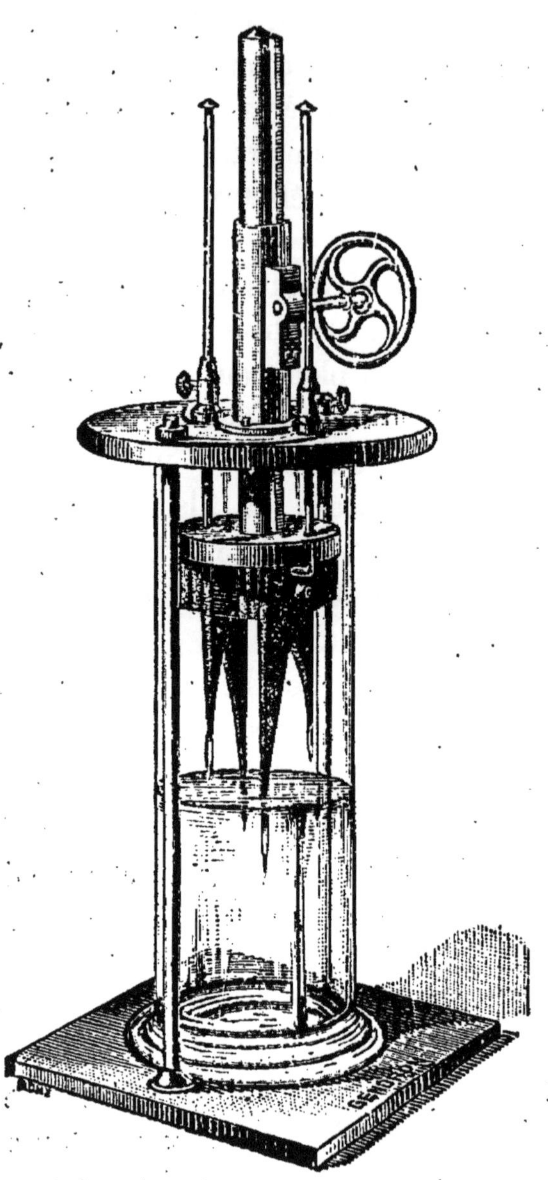

Fig. 4. — Rhéostat du docteur Bergonié.

continu est une batterie de piles ou d'accumulateurs, on se contentait naguère, pour faire varier l'intensité, d'introduire un plus ou moins grand nombre d'éléments dans le circuit, grâce à un collecteur composé généralement d'une manette, fixée à un fil partant du pôle positif du premier élément, par exemple, et se déplaçant sur des touches voisines reliées séparément à la succession des pôles négatifs de la batterie. Mais ce procédé a deux inconvénients : il cause des secousses au malade, à chaque introduction d'un nouvel élément dans le circuit ; et si, par mégarde, on laisse la manette en contact avec deux touches en même temps, on met un élément en court circuit ; d'où sa détérioration rapide.

Le mieux est, en général, de prendre immédiatement tous les éléments et de compter sur le rhéostat pour abaisser l'intensité.

Je sais bien qu'au point de vue des contractions musculaires et peut-être de la douleur, l'interposition de résistances, dans un circuit, peut avoir de l'importance ; et que peut-être (1) l'application d'un courant dont la différence de potentiel à l'origine est petite, et l'application, avec l'interposition d'une résistance considérable, d'un courant dont la différence de potentiel à la source est très grande, ne produisent pas des effets identiques, même quand l'intensité est la même. Mais, en

(1) Onanoff. Société de biologie, 25 avril 1891.

gynécologie, les effets électrolytiques et la polarité du courant sont, en général, seuls à considérer ; et l'ignorance où nous sommes de l'influence du voltage de la source ne peut en rien modifier ma conclusion sur la nécessité du rhéostat.

Galvanomètre. — Il est indispensable de mesurer l'intensité du courant employé : cette donnée permet de doser le courant continu aussi bien qu'un médicament.

En électrothérapie, on use, pour cela, du galva-

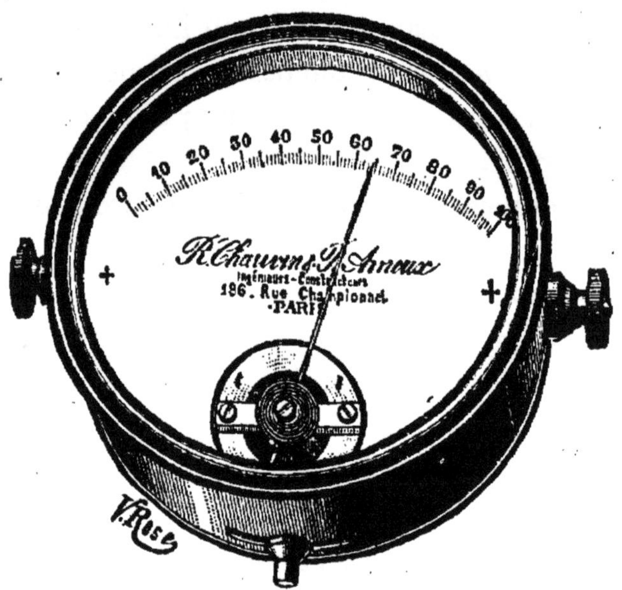

Fig. 5. — Galvanomètre Chauvin et Arnoux.

nomètre, instrument basé sur les lois qui règlent les déplacements d'une aiguille aimantée mobile sur un axe, sous l'influence d'un courant continu. Actuellement, les galvanomètres médicaux sont

tous apériodiques, c'est-à-dire qu'il n'est plus nécessaire d'orienter l'appareil pour mettre l'aiguille
au zéro ; celle-ci y reste toujours, et prend sans
oscillations la position qui mesure l'intensité : les
plus employés sont les appareils d'Arsonval-Gaiffe
et Chauvin-Arnoux (fig. 5).

Métronome interrupteur. — Un appareil, dont on ne saurait se passer dans une installation fixe, est le métronome interrupteur de
M. Huet (fig. 6); il permet l'interruption et le
renversement du courant, grâce à des tiges métalliques qui, en plongeant ou en ne plongeant pas
dans des bains de mercure, établissent ou rompent
des contacts; le mouvement automatique de la tige
du métronome détermine le mouvement de ces
tiges.

Pour les applications au lit d'une malade, on
peut se contenter d'un simple renverseur du courant qui, du reste, se trouve sur presque toutes les
batteries de pile.

Fils. — Les fils qui conduisent le courant, des
bornes extrêmes des batteries de piles ou d'accumulateurs, ou du réducteur de potentiel sur le
courant de la ville, au rhéostat, galvanomètre, etc.,
doivent être soigneusement isolés et de 1 mm. de
diamètre environ. Il en est de même des fils qui
doivent amener le courant aux malades : ils doivent
être souples, munis, à leurs extrémités, de goupilles pouvant se placer dans les bornes à vis des
électrodes et des appareils.

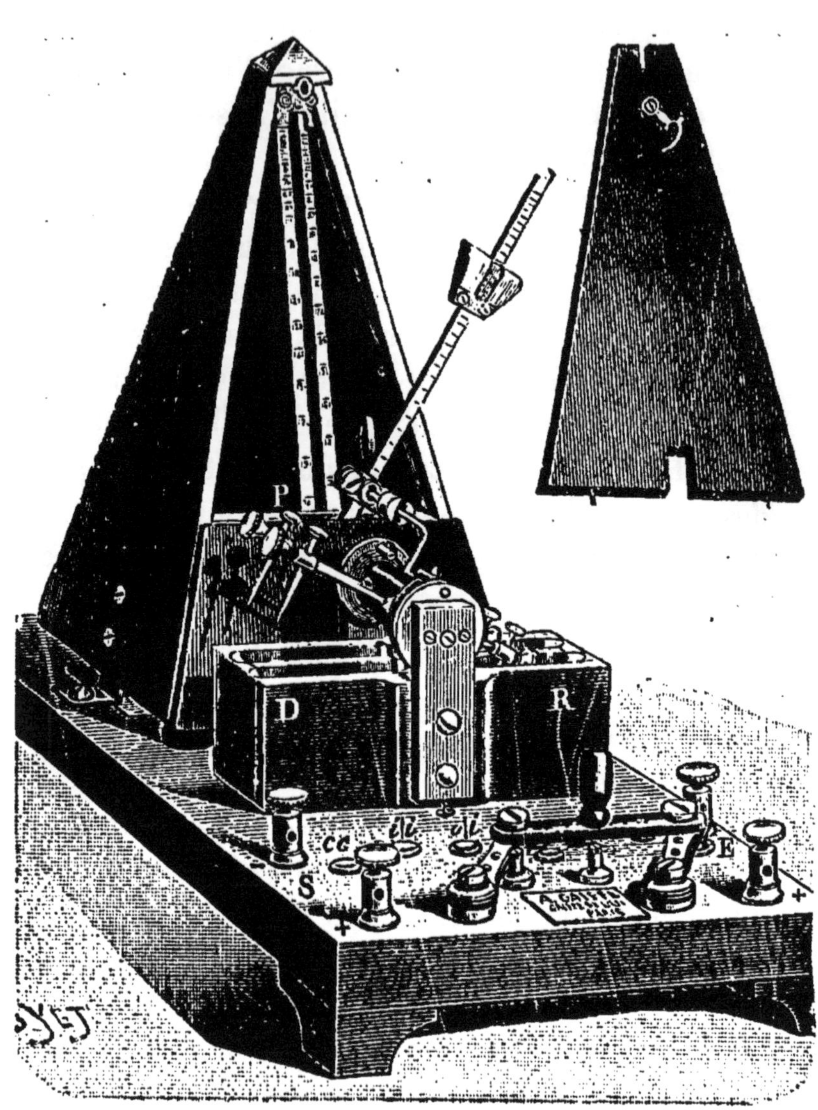

Fig. 6. — Métronome du Dr Bergonié, modifié par le Dr Huet.

§ 3. — *Procédés d'application du courant continu.*

Le courant porté par les fils pénètre dans l'organisme grâce à des électrodes.

En électrothérapie gynécologique, en général, une seule électrode est active, portant le courant *loco dolenti*; l'autre, appelée *électrode indifférente*, ne sert qu'à fermer le circuit.

Dans d'autres cas, au contraire, les deux électrodes sont actives; mais ce ne sont là qu'applications exceptionnelles.

Electrodes indifférentes. — La bonne constitution de l'électrode indifférente placée sur la peau, sur le ventre généralement en gynécologie, est des plus importantes. Rien de plus mauvais que les plaques d'étain, recouvertes de peau de chamois, que les constructeurs donnent comme accessoires avec toutes les batteries et que certains livres sont encore à recommander : ces électrodes ne permettent pas l'accès aux hautes intensités ; car elles produisent fatalement des douleurs et des eschares. Il faut, comme l'a montré M. Bordier (1), que la résistance de l'électrode indifférente soit très voisine de celle de la peau, pour que l'on obtienne le minimum de sensation. L'électrode de terre glaise de M. Apostoli remplit ces conditions ; mais

(1) Bordier. De la sensibilité électrique de la peau, 1896.

chacun peut en construire facilement une plus avantageuse et, en tous cas, moins malpropre.

Dans ma pratique gynécologique, je découpe une lame de plomb ou d'étain mince, et je l'incurve, de façon à mouler en quelque sorte la partie inférieure de l'abdomen (1); je la relie au fil conducteur, grâce à une pince de cuivre, connue dans le commerce sous le nom de pince à pile; j'interpose entre elle et la peau une cinquantaine d'épaisseurs de gaze hydrophile ou plus simplement de mousseline, bien imbibées d'eau simple ou salée et taillées sur le modèle de la plaque : un tel coussinet de gaze ne sert ainsi qu'à une seule malade et peut être lavé entre chaque opération.

Electrodes actives. — Les électrodes actives diffèrent de forme selon les parties sur lesquelles elles doivent agir; ce seront des charbons recouverts de gaze ou des aiguilles, quand elles devront servir sur les organes externes, des tampons d'ouate pour les applications vaginales, des hystéromètres de forme et de nature variées pour l'utérus, des trocarts pour l'utérus ou les culs-de-sacs vaginaux.

Quelquefois on fait des applications du courant continu avec deux électrodes actives: on peut placer les deux pôles sur le même instrument; on a ainsi une électrode bipolaire. La plus connue est l'électrode intra-utérine bipolaire de M. Apostoli.

(1) Dans les cas exceptionnels où l'électrode doit être placée sur le sacrum, je la laisse plane.

Je décrirai les diverses électrodes actives, au fur et à mesure que je passerai en revue les maladies dans lesquelles elles s'appliquent.

§ 4. — *Modes d'action du courant continu.*

Quand le courant passe dans le corps de la patiente il se produit divers effets dont la somme est mesurée par la variation d'énergie communiquée (1), c'est-à-dire par I^2RT, si I est l'intensité, R la résistance de la partie du corps soumise à la galvanisation. Cette variation d'énergie se traduit par des phénomènes chimiques, calorifiques, moteurs, etc..., etc, phénomènes assez difficiles à apprécier, car il y a à la fois des modifications dans la partie du corps traversée par le courant et dans l'organisme tout entier. Les changements de la partie du corps placée dans le circuit réagissent sur l'organisme total, qui, à son tour, intervient pour modifier l'état final.

Effets polaires. — Un premier fait se dégage nettement. Si l'on emploie une électrode conductrice dénudée, le courant a, à son voisinage, une action chimique locale qui est l'action polaire. L'organisme est un électrolyte ; aussi le passage

(1) Le travail produit, dans l'unité de temps, par un courant entre deux parties de son circuit est égal au produit de la différence de potentiel entre ces deux parties par l'intensité du courant, c'est-à-dire est égal à EI. Or E = IR, R étant la résistance entre les deux points ; donc le travail $W = I^2R$.

du courant, au travers de lui, est-il accompagné de transformations chimiques ; leurs lois, dues à Faraday, s'expriment ainsi : « *Des masses d'électricité égales, passant à travers des électrolytes différents, déplacent des quantités équivalentes des différents ions* ».

Les ions, suivant une hypothèse de Clausius et Williamson, sont les fragments entre lesquels les électrolytes se trouvent décomposés par suite de leurs chocs réciproques. La force électromotrice tend à déplacer certains ions dans le sens du courant, ce sont les ions positifs ou anions ; elle tend à déplacer certains autres en sens inverse ; ce sont les ions négatifs ou cathions. Cette hypothèse, vérifiée pour les composés inorganiques par Hittorf, l'a été par M. Labatut pour les tissus vivants.

On conçoit que la mise en liberté des ions ne soit appréciable qu'aux points d'entrée ou de sortie du courant, aussi bien dans un corps inorganisé que dans un tissu vivant.

Si l'on suppose un électrolyte formé par un chlorure métallique, MCl par exemple, pendant le passage du courant le chlore, qui est un anion, se dirige du pôle négatif vers le pôle positif, et le métal, qui est un cathion, va du pôle positif au pôle négatif. Les deux schémas suivants montrent, sans commentaires, l'état de l'électrolyte, au pôle négatif, avant et après le passage du courant :

$$(1) - M_1Cl_1 \quad M_2Cl_2 \quad M_3Cl_3 \quad M_4Cl_4 \ldots \ldots$$

$$(2) - M_1 \qquad Cl.M_2 \quad Cl_2M_3 \quad Cl_3M_4 \ldots \ldots$$

Cl$_1$, se dirigeant vers le pôle positif, rencontre M$_2$ et reconstitue la molécule Cl$_1$ M$_2$ et ainsi de suite; au pôle négatif, il reste M$_1$ isolé. En faisant le même schéma pour le pôle positif on verrait qu'après le passage du courant il y reste des atomes de chlore.

Si l'on considère la portion du circuit organique comme essentiellement formée de sérum normal, au contact de l'électrode conductrice métallique, il se dégage de l'oxygène et du chlore, quand cette électrode est reliée au pôle positif, et de l'hydrogène et du sodium, quand elle est reliée au pôle négatif. Aux points de ce contact entre l'organisme et l'électrode métallique, il y a une eschare ぇ c'est la réactionde l'organisme; réaction due à la décomposition électrolytique. L'eschare est différente au pôle positif et au pôle négatif; c'est la conséquence de la différence chimique entre les anions et les cathions. La cicatrice même qui suit la chute de l'eschare est différente aux deux pôles; la cicatrice positive est dure et rétractile; la cicatrice négative est molle, mince, peu ou pas rétractile.

Si l'on emploie deux électrodes de métal ou de charbon, au lieu d'une seule associée à une électrode indifférente, on a une double action polaire; si cés deux électrodes sont de petite surface, les lignes de flux qui vont de l'une à l'autre sont très deuses et la densité en un point de la surface d'une électrode — densité qui est le rapport de l'intensité à la surface de l'électrode — est très considérable.

Si au contraire les deux électrodes d'application sont de grandes surfaces métalliques recouvertes d'une quantité d'épaisseurs, de gaze ou d'ouate, mouillées suffisamment pour que la résistance de l'électrode soit très voisine de celle des téguments, il n'y a plus d'électrolyse apparente, si ce n'est un contact du métal et de la gaze mouillée; il n'y a donc plus d'action polaire.

Effets interpolaires. — Les effets — autres que les effets polaires — qui résultent du passage du courant continu dans les tissus sont indépendants de la nature des électrodes; les électrodes ne peuvent influer que sur leur quantité; ce sont des effets chimiques, thermiques, vaso-moteurs, nervins.

Les actions chimiques, dans le circuit ont été entrevues par Ciniselli qui disait « que les effets chimiques du courant électrique ne se limitent pas à la cautérisation, mais qu'ils s'étendent à l'intérieur des tissus »; elles ont été démontrées, d'une façon péremptoire, par M. Weiss, qui, opérant avec des électrodes impolarisables, a pu constater, après le passage du courant, sur un muscle de grenouille, l'existence d'une force contre-électromotrice de polarisation : c'est le résultat manifeste d'une modification chimique dans le circuit. Cette action interpolaire est, selon des expériences plus récentes du même auteur, proportionnelle, non pas à la quantité de courant qui traverse le circuit, mais à l'intensité seulement.

Effets thermiques. — Les modifications thermiques produites par le passage du courant continu dans son circuit organique consistent tantôt en une élévation, tantôt en un abaissement de température.

Effets vasomoteurs. — Les actions vaso-motrices sont des plus importantes. Selon Onimus et Legros, la plupart des effets des courants conti-nus sont dus à leur influence sur les vaisseaux san-guins. « Celui qui aura vu, une fois, disent-ils (1), les vaisseaux se contracter et se dilater sous cette influence ; et surtout, s'il a vu, au début d'une in-flammation, la circulation un instant troublée et enrayée reprendre son cours et les globules du sang circuler de nouveau dans les capillaires, celui-là, disons-nous, comprendra combien les courants électriques ont une action énergique sur les phénomènes circulatoires. » L'expérience a montré de plus que, au voisinage du pôle positif, il se produit de l'ischémie ; tandis qu'au voisinage du pôle négatif il se produit des phénomènes congestifs.

Effets nervins. — Les effets sur les con-ducteurs nerveux diffèrent, de même, avec la pola-rité des électrodes qui sont placées à leur contact : le pôle positif est sédatif, le pôle négatif excitant.

(1) Onimus et Legros, *Traité d'électricité médicale*, p. 353.

Au voisinage du premier l'excitabilité du nerf diminue, la sensibilité à la douleur est moins exquise. Au voisinage du second au contraire la sensibilité et l'excitabilité augmentent.

Tels sont, à peine esquissés, les *effets intrinsèques* du courant. Il en est un autre : l'effet antiseptique du pôle positif qui n'est, au reste, que le résultat de l'action polaire.

Effets antiseptiques. — J'ai étudié la valeur bactéricide du courant continu en un autre travail et je disais (1) : « Un fait entrevu déjà par Schiel et démontré par tous les autres expérimentateurs à sa suite semble déjà bien acquis : le pôle positif est antiseptique, mais il l'est, grâce aux produits qui s'y forment dans la décomposition du liquide soumis à l'électrolyse. Le courant n'agit pas par lui-même, au moins avec l'intensité en usage en thérapeutique.

« Que les courants de haute fréquence, les oscillations de l'état électrique de l'atmosphère aient une influence sur l'évolution des virus, sur la vie des bactéries, rien de moins douteux depuis les travaux de MM. d'Arsonval et Charrin ; mais entre ces manifestations de la force électrique et le courant continu, il y a une différence considérable ; et ce n'est point avec le voltage et l'intensité usités dans les applications médicales que le courant peut, indépendamment des modifications

(1) E. Albert-Weil. *Le courant continu en gynécologie* Paris, 1895.— Chap. iii : le courant continu et les microbes.

chimiques qu'il produit dans les cultures, agir sur les micro-organismes. Aussi peut-on dire que le courant médical n'est pour les bactéries ni un tonique, ni un poison. Il ne les modifie pas. »

La mesure de la puissance bactéricide des anions qui se dégagent au pôle positif est la mesure de la puissance bactéricide du courant continu. Si ces anions peuvent faire avec l'électrode positive des composés solubles — c'est-à-dire si l'électrode positive est oxydable — il pourra y avoir des échanges ioniques entre ces nouveaux corps et l'organisme électrolyte ; si bien qu'il y aura transport en profondeur et que les microbes enfouis souvent dans les cryptes glandulaires pourront être ainsi détruits en leurs repaires.

L'action antiseptique du courant continu est d'autant plus efficace qu'elle n'est pas une action en surface, mais une action en profondeur.

§ 5. — *Indications du courant continu en gynécologie.*

L'existence des effets polaires, interpolaires, vasomoteurs, nervins, établit pour le courant continu de nombreuses indications en gynécologie ; d'autant plus que l'emploi d'électrodes actives de polarités inverses et de constitutions différentes permet d'obtenir certains résultats et leurs inverses : le courant continu constitue donc à la fois un médicament et son antagoniste.

Il peut être caustique, bactéricide, hémostatique, décongestionnant, emménagogue, congestionnant, désintégrant, excitant, sédatif. Caustique
et bactéricide, on l'emploie dans les métrites, les
inflammations des glandes des premières voies
génitales; hémostatique dans les métrorrhagies,
les métrites hémorrhagiques et les fibromes ; décongestionnant dans toutes les pelvi-péritonites,
les cellulites, les tumeurs; emménagogue dans
l'aménorrhée; congestionnant dans la subinvolution, l'atrophie des organes, les arrêts de développement ; désintégrant dans les tumeurs, les déplacements d'organes avec adhérences; sédatif dans
les prurits, le vaginisme, la dysménorrhée, les
douleurs ovariennes.

L'essentiel est en chaque cas particulier de bien
appliquer la technique qui donne à son maximum
l'effet utile demandé : c'est ce que j'examinerai
en exposant le traitement électrique de chaque
affection de la pathologie gynécologique justiciable du courant continu.

§ 6. — *Technique générale des applications du courant continu.*

Il est une technique générale commune à toutes
les applications gynécologiques du courant continu : c'est celle qui règle la mise en place et la
mise en marche des appareils, leurs relations, la
position de la malade, etc...

Supposons d'abord qu'on veuille faire une application avec une installation fixe, dans le cabinet du médecin par exemple.

Il est important de bien établir les connexions des divers appareils entre eux. Le schéma ci-contre montre comment il faut procéder (fig. 7). Un fil de la source du courant continu va directement au métronome de M. Huet; l'autre fil y arrive après avoir traversé le rhéostat et le galvanomètre. (Il est bon de prendre un galvanomètre ayant son zéro au milieu et pouvant fonctionner quel que soit le sens du courant qui le traverse.) Aux bornes de sortie du métronome, on fixe deux fils qui doivent se terminer aux électrodes en rapport avec la malade.

Il faut d'abord vérifier si la source fonctionne bien : on plonge les extrémités terminales métalliques des fils, qui sont fixées aux bornes de sortie du métronome par leurs autres extrémités, dans un verre plein d'eau en veillant à ce qu'elles ne s'y rencontrent pas. On place la manette du métronome de façon à ce que le courant qui le traverse ne soit pas interrompu (les contacts doivent être arrêtés sur les pastilles en face desquelles il y a la lettre C); et on fait mouvoir le rhéostat : si la source fonctionne bien, le galvanomètre doit accuser une variation graduelle et suffisante du courant: s'il n'en est pas ainsi il faut vérifier la source et les contacts.

Quand on emploie des piles ou des accumulateurs, il faut voir s'ils ne sont pas épuisés ou dé-

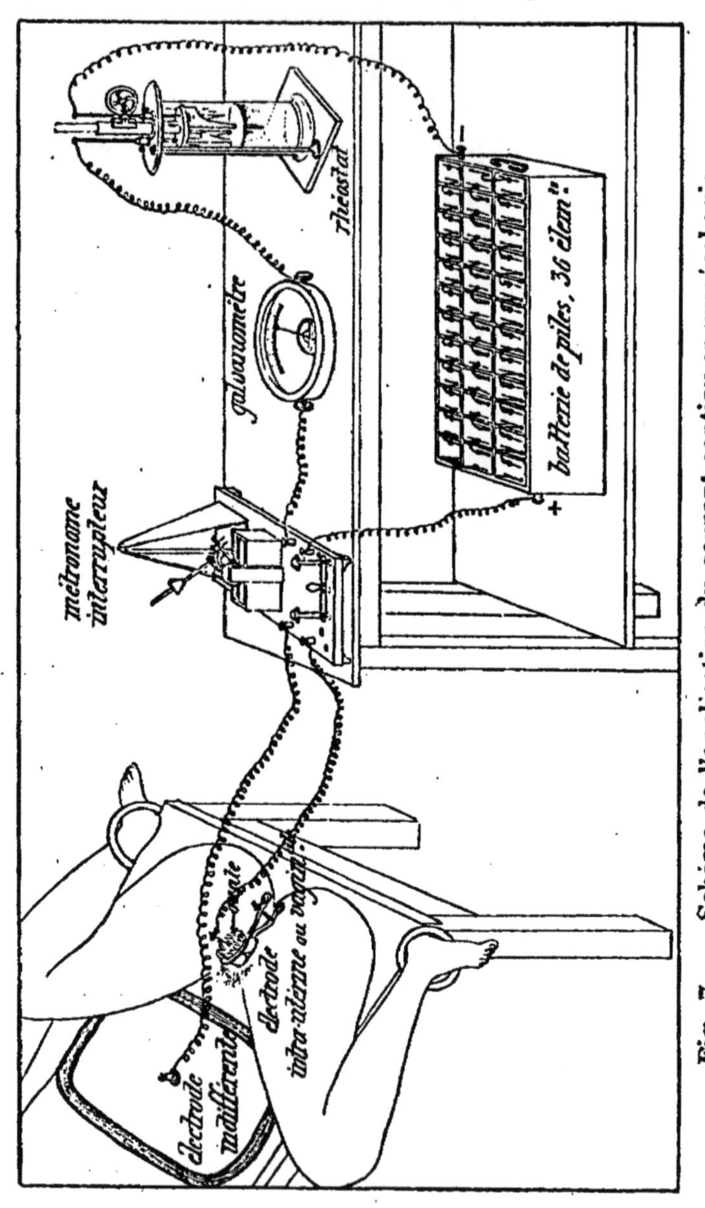

Fig. 7. — Schéma de l'application du courant continu en gynécologie.

chargés. Si les batteries sont munies d'un collecteur, on vérifie chaque élément en les introduisant l'un après l'autre dans le circuit.

En regardant les goupilles de cuivre des fils qui plongent dans le verre plein d'eau, on peut savoir, quand le courant passe, quel est le fil positif, quel est le fil négatif. A la surface de la goupille de ce dernier se dégage des bulles gazeuses d'hydrogène ; sur la goupille du fil positif, on n'aperçoit rien. Cette détermination préliminaire des pôles est toujours indispensable si l'on utilise le courant direct d'une station centrale.

Toutes ces vérifications faites, on fait chauffer de l'eau pour imbiber les doubles de gaze qui doivent recouvrir l'électrode cutanée, quand on en emploie une. A cet effet, dans mon cabinet, sur un des rayons d'une armoire basse, qui est le support de mon tableau pour l'électrothérapie, se trouve un petit fourneau à gaz avec rallumeur ; quand le récipient plein d'eau y est posé, les couronnes s'allument ; quand on l'enlève, elles s'éteignent d'elles-mêmes.

Puis la malade se couche sur le lit à spéculum. Point n'est besoin de la faire déshabiller complètement ; mais elle doit ôter son corset, pantalon et jupons embarrassants. Les jambes doivent être un peu repliées pour qu'une séance, même un peu longue, puisse être supportée sans fatigue. Quand on se sert d'une électrode indifférente, — ce qui est le cas dans la très grande majorité des applications, — on imbibe les doubles de gaze d'eau tiède ;

on les place sur l'abdomen et on pose au-dessus la plaque d'étain que l'on relie à l'un des fils d'arrivée du courant. On fixe l'électrode active et on la relie à l'autre fil. Je décrirai la mise en place, la nature de cette électrode, différente du reste avec chaque affection, en examinant chaque maladie en particulier. — Une fois les électrodes placées, on distribue graduellement le courant à l'aide du rhéostat ; et *à la fin de la séance on le diminue de même.*

Quand l'application du courant continu doit être faite au lit de la malade — cela est indispensable chez les affaiblies, — la source électrique est généralement une batterie de piles : on ne pourrait employer des accumulateurs que dans une ville où l'on pourrait facilement les recharger.

La technique générale reste la même ; pour nombre d'affections, on peut supprimer le métronome ; mais la batterie doit alors être munie d'un inverseur de courant. Je recommande d'employer toujours le rhéostat. Quand on n'en possède pas, on peut distribuer le courant en se servant d'un collecteur.

La malade est couchée en travers de son lit ; les jambes repliées reposent par la plante des pieds sur deux chaises : les appareils sont placés sur une table devant le lit, et le médecin est assis, sur un tabouret, entre les deux chaises porte-jambes.

CHAPITRE II

LES COURANTS FARADIQUES EN GYNÉCOLOGIE

§ 1er. — *Appareils nécessaires pour la faradisation.*

Définition. — Supposons un circuit fermé renfermant une pile et, à son voisinage, un autre circuit fermé renfermant un galvanomètre. Au moyen d'un interrupteur, faisons tantôt passer le courant dans le premier circuit; et tantôt interrompons-le. A chaque fermeture du courant, il se produit dans le deuxième circuit ; un courant de sens inverse ; à chaque ouverture, un courant de même sens ; pendant le passage du courant à l'état constant dans le premier circuit, il ne se produit rien dans le second.

Si, au lieu de faire des interruptions dans le premier circuit, on le rapproche ou on l'éloigne du second, ou si l'on augmente ou diminue l'intensité du courant qui le parcourt, il se produit de même tantôt un courant inverse, tantôt un courant direct dans le deuxième circuit.

Le premier circuit s'appelle *circuit inducteur* et le deuxième *circuit induit.*

L'induction est d'autant plus considérable que

les deux circuits sont plus longs et plus rapprochés. On obtient le maximum d'effets si les deux circuits sont constitués par des fils enroulés sur des bobines, si la bobine inductrice peut glisser dans la seconde et si, de plus, à l'intérieur de la première se trouve un aimant; car toute aimantation, augmentation ou diminution d'aimantation, dans un barreau de fer doux, produit également, dans un circuit voisin, un courant dont le sens est déterminé par la position des pôles de l'aimant; et l'on peut faire en sorte que les actions du circuit inducteur et de l'aimant qui le traverse se superposent.

Un système inducteur puissant est tout simplement constitué par un fil enroulé un très grand nombre de fois sur un barreau de fer doux. A chaque interruption dans le courant qui traverse le fil, le barreau devient un aimant dont l'action inductrice s'ajoute à celle du courant.

Prenons un pareil système formé d'un barreau de fer doux Ç et d'une bobine à gros fil B, dont les deux chefs communiquent par les fils n et p avec une pile A (fig. 8). Si en n', sur le trajet du fil n, se trouve un marteau de fer doux E, quand le courant passe, le barreau C l'aimante et l'attire, il en résulte une interruption de courant; aussi le marteau revient-il prendre immédiatement sa position normale : l'on a ainsi une succession d'interruptions dans le circuit primaire.

Sur la bobine B elle-même, cet établissement et

cette rupture de courant produit des courants induits; car les premières spires agissent sur les sui-

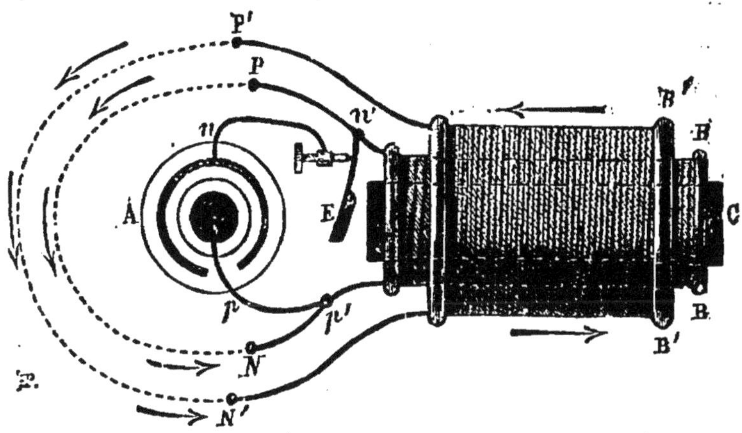

Fig. 8.— Schéma de la production des courants faradiques.

vantes; et si en *n'* et *p'* on établit une dérivation
on peut recueillir ces courants en N et P : comme
à la fermeture, le courant induit est de sens inverse
au courant de la pile, on peut admettre que ces
deux courants se neutralisent. Au contraire, à l'ouverture, comme le courant induit en N et P est de
même sens que le courant de la pile, on recueille
en N et P un courant qu'on appelle l'*extra-courant* et qui se dirige de P vers N : ce courant est
un courant interrompu, puisqu'il ne se produit
qu'à chaque rupture du courant primaire; mais
il est de *direction constante*.

Si, sur la bobine B, on place une bobine B' dont
les fils ont leurs chefs en N' et P', à chaque fermeture du courant de la pile A, cette bobine est

traversée par un courant dont le sens est contraire à celui du courant inducteur; à chaque ouverture elle est parcourue par un courant de même sens. Aussi, si P' et N' sont réunis par un conducteur, ce conducteur est traversé, d'une façon intermittente, par des courants de sens opposé que l'expérience et la théorie montrent être de durée et d'intensités inégales.

L'ensemble formé par la pile, les trembleurs, le barreau de fer doux, les deux bobines et les bornes réceptrices, constitue un appareil faradique.

L'appareil faradique est un véritable transformateur de courant continu en courant alternatif interrompu. Si dans la transformation il n'y a pas eu de travail perdu, le travail fourni dans le circuit secondaire, c'est-à-dire dans la bobine induite, est égal au travail produit dans la bobine inductrice.

Or le travail d'un courant continu dans un circuit, dans l'unité de temps, est, comme on le sait, égal au produit de la force électromotrice par l'intensité; donc si E et I représentent ces grandeurs pour le premier circuit, E' et I' pour le deuxième circuit, on a

$$EI = E'I'$$

Si E' est grand, I' est petit parce que leur produit est constant; de même, si E' est très petit, I' est très grand.

Il y a donc deux sortes de courants faradiques : les courants à faible tension et à grande intensité ;

ce sont ceux qui se produisent dans les secondaires
à gros fils; et les courants à grande tension et à
faible intensité; ce sont ceux qui se produisent
dans les secondaires à fils longs et fins. Ces deux
sortes de courants faradiques peuvent être à alternances rapides ou lentes, selon la vitesse du mouvement de va et vient qui est imprimé au trembleur.

Le nombre des alternances en une seconde s'appelle la *fréquence* des courants faradiques.

Appareils faradiques. — Essentiellement
tous les bons transformateurs faradiques sont constitués de la même façon et reproduisent, avec des
variantes de forme, la constitution schématique indiquée dans la figure 8. Actuellement ils ont tous
un trait commun : le fer doux, qui, par son aimantation et sa désaimantation, agit dans le même
sens que le courant inducteur, n'est plus constitué
par un barreau unique, mais bien par un faisceau
de fils de fer ; car il est nécessaire que les variations magnétiques se fassent avec grande rapidité,
et l'on sait que, dans les barreaux d'une épaisseur
supérieure à quelques millimètres, les variations
magnétiques se font avec une certaine lenteur.

De plus, ces appareils doivent avoir un condensateur dans le circuit inducteur ; car, comme le dit
Boudet, de Paris (1), « on sait que l'étincelle de
rupture résultant de l'extra-courant augmente la

______

(1) Boudet, de Paris. *Electricité médicale,* p. 180.

durée de la période d'état variable. Avec le condensateur disposé comme l'indique la figure 9,

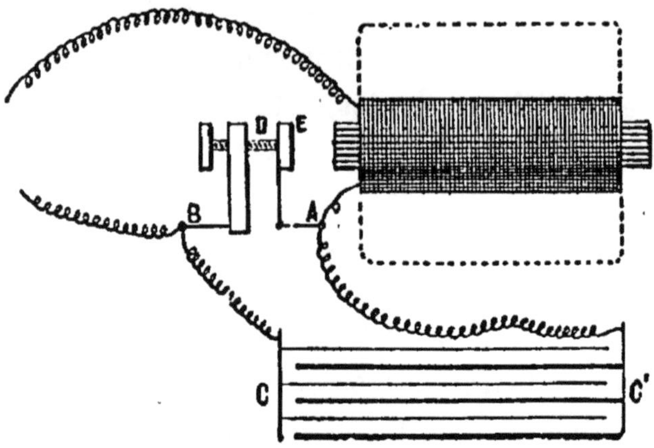

Fig. 9. — Schéma d'une bobine munie d'un condensateur.

l'extra-courant n'est pas supprimé, mais dérivé. Les armatures du condensateur communiquent entre elles au travers de la bobine inductrice et des pièces de l'interrupteur, c'est-à-dire suivant BDEA. Dès que le circuit est interrompu entre E et D, le condensateur se trouve chargé par la pile, d'où une première cause de diminution de l'étincelle, puisque l'électricité s'accumule sur les armatures et non en DE. Mais presque aussitôt les deux armatures se déchargent l'une sur l'autre au travers de la bobine inductrice et de la pile. Cette décharge, se faisant en sens contraire du courant primaire, renverse le sens de l'aimantation du noyau central et détermine une double action inductrice qui s'ajoute à celle de l'interruption du circuit voltaïque. Il se

fait, en somme, une sorte de réflexion de l'extra-
courant sur lui-même, réflexion qui augmente
l'action inductrice totale en faisant presque disparaître la période d'état variable; la tension du courant induit de rupture se trouve donc par cela
même fortement augmentée ».

Selon M. Bordier, l'adjonction d'un condensateur de capacité appropriée à un circuit inducteur
a en outre pour effet de rendre la sensation du
courant induit bien moins insupportable.

Malgré tous ces avantages, les constructeurs,
jusqu'à présent, n'ont pas l'habitude d'ajouter un
condensateur à leurs appareils.

On peut diviser les appareils faradiques en deux
catégories : les appareils portatifs et les appareils
de cabinet.

Il faut rejeter absolument les appareils portatifs,
qui sont de véritables joujoux et qu'on a appelés
modèles de poche : leurs trembleurs extrêmement
rapides, la finesse du fil de leurs bobines en font
des appareils bons, tout au plus, à produire de la
douleur ou de la révulsion cutanée : un bon appareil portatif doit avoir un trembleur pouvant donner au minimum 80 interruptions par minute, renfermer une bobine induite de gros fil, des piles
dont le contenu ne s'échappe pas.

J'ai réalisé cet appareil, en me servant, dans ma
pratique de ville, d'un appareil d'induction Richard
Heller (fig. 10), et en remplaçant les deux éléments Leclanché qui l'accompagnent par une pile

bloc modèle C : on peut dans cet appareil recueillir l'extra-courant.

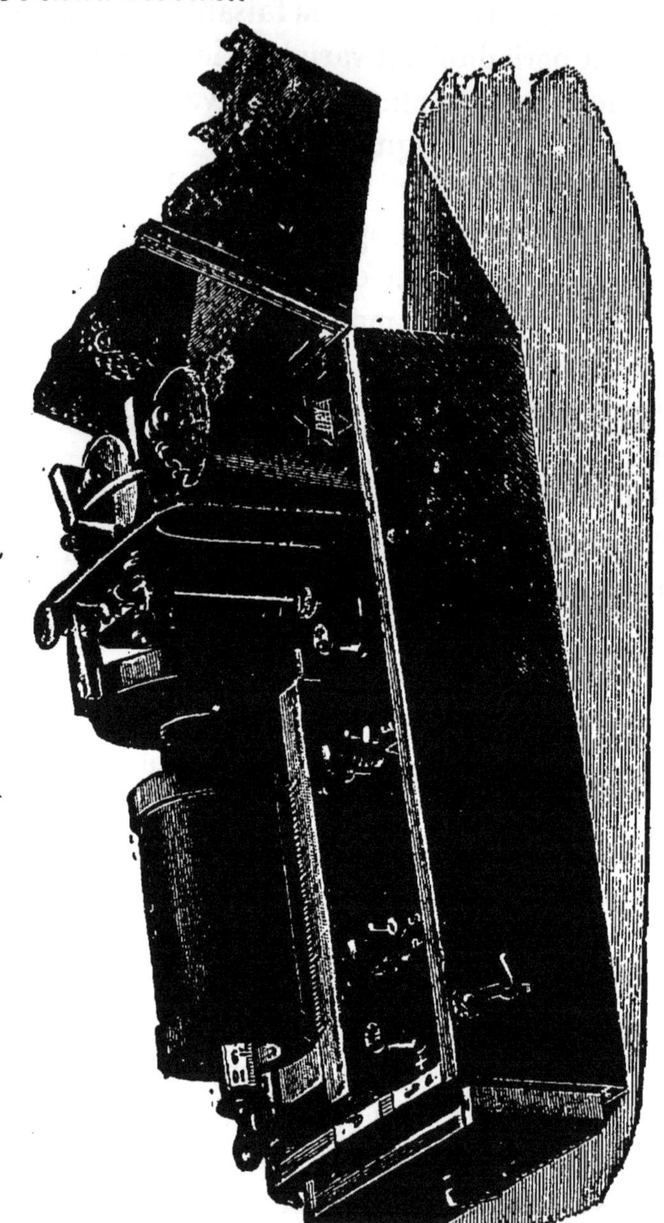

Fig. 10. — Appareil faradique portatif.

Un appareil de cabinet doit présenter un jeu de bobines induites, telles qu'en passant d'une bobine à l'autre on puisse avoir une véritable gamme de tensions.

Un bon instrument est celui de Gaiffe-Tripier, comprenant une série d'induits, et muni de deux

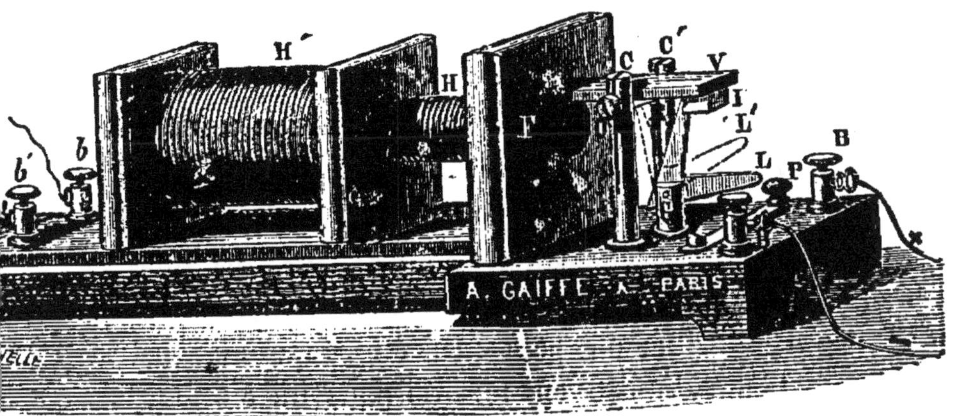

Fig. 11. — Appareil faradique à chariot.

trembleurs utilisables successivement : l'un donne de 3o à 6oo intermittences par minute et l'autre peut en produire jusqu'à 3o.ooo dans le même temps. Un autre appareil plus simple, mais également bon, est l'appareil à chariot de Gaiffe fils, (fig. 11), qui ne diffère du précédent que par une plus grande simplicité du trembleur : il est constitué par une palette horizontale pouvant, par un simple mouvement de levier, donner de 6o à 3.ooo intermittences par minute.

Dans tous ces appareils les intermittences sont

à variation brusque. On peut désirer faire varier l'intensité d'une façon graduelle, car ces oscillations sont souvent douloureuses : dans ce but, M. Gaiffe a construit un nouvel appareil qu'on peut utiliser comme les précédents, pour produire des intermittences brusques, et aussi grâce à un système de va et vient des bobines induites, pour produire le courant induit d'une façon graduelle. Cet instrument, inspiré par M. Truchot, peut donner sans heurt un courant induit d'orientation constante; c'est en somme le meilleur appareil faradique.

La source qui actionne les bobines inductrices peut être le courant continu de ville, des piles ou des accumulateurs. Pour utiliser le courant continu de ville, on peut placer tout simplement la bobine primaire en tension dans un circuit renfermant une lampe; mais pour pouvoir graduer le courant inducteur, il vaut mieux employer le dispositif que j'ai réalisé dans mon tableau et qu'on peut voir dans la figure 12. Sur l'un des fils d'arrivée du courant de ville on place une lampe de 32 bougies; après la lampe le fil se divise en deux, l'un arrive dans un rhéostat, l'autre dans la bobine primaire; puis les fils de sortie du rhéostat et de la bobine primaire se rejoignent pour retourner en un seul à la prise de courant.

Quand on prend des piles comme source du courant primaire, on se trouve bien d'utiliser un, deux ou trois éléments de force électromotrice moyenne.

Graduation des courants faradiques.

— Le procédé de graduation du courant faradique le plus employé consiste à faire mouvoir, le long d'une règle graduée, l'induit depuis le point le plus éloigné où le flux d'induction se manifeste jusqu'au moment où cet induit recouvre complètement la bobine inductrice : grâce à un jeu de bobines et une mise en marche accélérée ou retardée du trembleur, on peut avoir des courants de toutes les tensions, de toutes les intensités et de toutes les fréquences.

L'extra-courant se gradue par un procédé analogue : on fait pénétrer plus ou moins le faisceau de fer doux dans l'intérieur de la bobine primaire.

Au lieu de rapprocher le circuit induit du circuit inducteur, on peut faire varier l'intensité du courant primaire avec un rhéostat ; c'est le procédé employé dans le nouvel appareil de Gaiffe à intensité rythmiquement variable. Dans mon tableau (voir fig. 12), par un mouvement du curseur du rhéostat du circuit dérivé, on fait varier de même l'intensité du courant qui traverse le système inducteur.

On peut aussi prendre d'emblée le courant induit maximum en plaçant la bobine à la fin de sa course ; pour la graduation on fait alors traverser au courant secondaire, avant de l'appliquer à l'organisme, un rhéostat, le rhéostat de M. Bergonié, par exemple.

Duchenne, de Boulogne, employait un autre

procédé de graduation. Il interposait entre l'inducteur et l'induit un cylindre de cuivre et l'enfonçait plus ou moins; il interceptait ainsi le flux d'induction : les courants, qui se produisaient dans le cylindre lui-même, faisaient obstacle à l'action du primaire sur le secondaire.

Mesure des courants faradiques. — Il ne faudrait pas croire que les divers procédés de graduation peuvent donner une appréciation sur la valeur intrinsèque du courant faradique.

Dire que dans une application faradique on a obtenu tel effet, lorsque la bobine induite a son style à la division 5 par exemple, donne une mesure comparable à celle qu'on obtient dans une autre application, avec la même bobine sur le même malade, à condition que la force électromotrice de la source inductrice, la fréquence du trembleur n'aient pas varié dans l'intervalle, et si l'on suppose que la résistance du malade ait été la même dans les deux cas. Mais étant donnés deux appareils faradiques différents, la comparaison des positions relatives des induits et des inducteurs ne peut en rien donner une appréciation sur le courant employé. Actuellement, en somme, il n'est pas de procédés de mesure du courant faradique utilisables en électrothérapie ; et au moins en gynécologie la grandeur objective de la contraction musculaire et la réaction sensitive de la malade sont le plus souvent les seuls points de repère pour guider l'électricien. On a bien proposé l'utilisation de l'électrodynamomètre de M. Giltay (1); mais c'est un appareil propre à des recherches de laboratoires, qui nécessite des manipulations délicates, impossibles dans une application sur un malade, et qui ne donne pas du reste une mesure absolument précise, car la forme du courant faradique est loin d'être sinusoïdale.

§ 2. — *Procédés d'application des courants faradiques.*

Le courant faradique, courant de la bobine induite ou extra-courant, est amené à la malade à l'aide de fils et lui est appliqué avec des électrodes.

Comme pour le courant galvanique, l'application gynécologique peut se faire au moyen d'une électrode indifférente et d'une électrode active, de deux électrodes cutanées, ou de deux électrodes actives : en ce dernier cas, les deux électrodes peuvent être portées par la même tige et constituer une électrode bipolaire.

L'électrode cutanée est constituée, comme dans la galvanisation, par un coussinet de cinquante épaisseurs de gaze et par une plaque métallique placée au-dessus d'elles.

§ 3. — *Modes d'action des courants faradiques.*

On a discuté à perte de vue sur la différence

(1) *Archives d'électricité médicale.* 1895, p. 36o.

d'action de l'extra-courant et des courants d'induction proprement dits. Becquerel, Duchenne (de Boulogne), Onimus et tant d'autres ont eu à ce sujet de nombreuses polémiques.

Actuellement il est reconnu que les extra-courants et les courants induits ne diffèrent que par leur direction. Dans les premiers celle-ci est constante; dans les seconds elle est alternante. Mais comme M. Tripier a reconnu que les courants d'induction, qu'ils soient ou non d'une orientation constante, avaient les mêmes effets sur l'organisme et que la direction n'intervient en rien dans ces effets, il n'y a plus lieu aujourd'hui de faire une distinction entre les extra-courants et les courants induits.

Les différences de tension et de fréquence des courants induits sont les seuls éléments qui interviennent pour faire varier les actions sur l'organisme : une bobine de fil fin ne produit pas les mêmes effets qu'une bobine à gros fil; de rares intermittences n'agissent pas comme de fréquentes interruptions.

D'une façon générale les courants induits ont une action motrice, vasomotrice et sensitive.

Effets moteurs. — Les actions motrices peuvent se produire soit que le courant agisse sur le muscle lui-même, soit qu'il agisse sur son nerf moteur. La contraction se produit à chaque intermittence; mais quand celles-ci deviennent très rapides, le muscle n'a plus le temps entre chaque contraction de reprendre son état normal et il reste contracté pendant toute la durée de l'application : il est en *tétanos*.

La contraction musculaire est plus belle quand elle est produite par le courant d'une bobine induite à gros fil; c'est-à-dire par un courant de grande intensité, toutes autres conditions étant les mêmes.

Effets vasomoteurs. — Les actions vasomotrices sont le fait de l'excitation des nerfs vasomoteurs par un courant intense souvent interrompu. Le courant faradique produit un resserrement des vaisseaux au voisinage de son application et, par la suite, une dilatation et une suractivité circulatoires dans les parties périphériques.

Effets sensitifs. — Les effets sur les nerfs sensibles diffèrent selon que l'induit est à gros fil ou à fil fin.

Le courant à intermittences rapides d'un induit à fil fin est analgésiant; peut-être par suite de la substitution d'une douleur à une autre et par réaction du système nerveux central, ou plutôt par suite de la diminution d'excitabilité des filets nerveux ébranlés par une succession rapide d'ondes électriques.

§ 4. — *Indications des courants faradiques en gynécologie.*

Les effets moteurs et vasomoteurs des courants

faradiques légitiment leur emploi en diverses affections gynécologiques.

Le courant d'un induit à gros fil peut être employé dans les stases sanguines, les arrêts de développements, les périmétrites, les adhérences du petit bassin, si les intermittences en sont lentes. Si, au contraire, elles sont rapides, il peut être utilisé dans les déplacements utérins non adhérents; car le courant fait contracter les ligaments suspenseurs, et cette intervention plusieurs fois répétée peut leur redonner de la tonicité; il peut de même être utilisé dans les métrorrhagies, et même dans les fibrômes; car d'expériences de M. Débédat il résulte qu'une faradisation longue peut faire dégénérer les muscles qui y sont soumis; il est donc possible que la faradisation peut détruire ou du moins diminuer le tissu fibreux.

L'effet analgésique du courant secondaire à haute tension permet son utilisation thérapeutique dans les névralgies de tout le canal génital et dans les hyperesthésies qui sont souvent les stigmates d'affections diathésiques.

§ 5. — *Technique générale des applications.*

Les applications peuvent avoir lieu au lit de la malade ou dans le cabinet du médecin : devant le lit de la malade, l'appareil est placé sur une table et la femme se couche sur le bord du lit, les jambes repliées, reposant sur des chaises.

En tous les cas, on commence par vérifier le fonctionnement de l'appareil, par regarder si les contacts sont bons, si les piles (quand ce sont ces générateurs qui alimentent le primaire) ne sont pas épuisées.

On règle le trembleur de façon à avoir le nombre d'interruptions que l'on désire pendant chaque minute. Chacun des fils du circuit secondaire est relié à une des électrodes placées sur la malade (fig. 12). Sur le trajet de l'un des fils, il est bon d'intercaler le métronome de M. Huet; de façon à pouvoir utiliser, au besoin, du courant faradique interrompu.

La mise en place de l'électrode abdominale se fait comme dans le cas de l'application du courant continu.

On place d'abord la bobine secondaire, dont on veut utiliser le courant, très loin de la bobine inductrice, le long de la règle graduée ; puis on la rapproche de celle-ci jusqu'à l'apparition de l'effet moteur ou sensitif cherché; pour l'arrêt de la séance, on diminue le courant graduellement en éloignant l'induite de l'inductrice.

Si on veut utiliser l'extra-courant, on retire d'abord le faisceau de fer doux, puis on l'enfonce plus ou moins selon le cas. Mais l'appareil faradique, pour permettre cette utilisation, doit posséder des bornes spéciales pour l'extra-courant. Il est à remarquer que lorsqu'on alimente l'appareil faradique par le courant de la ville on ne peut

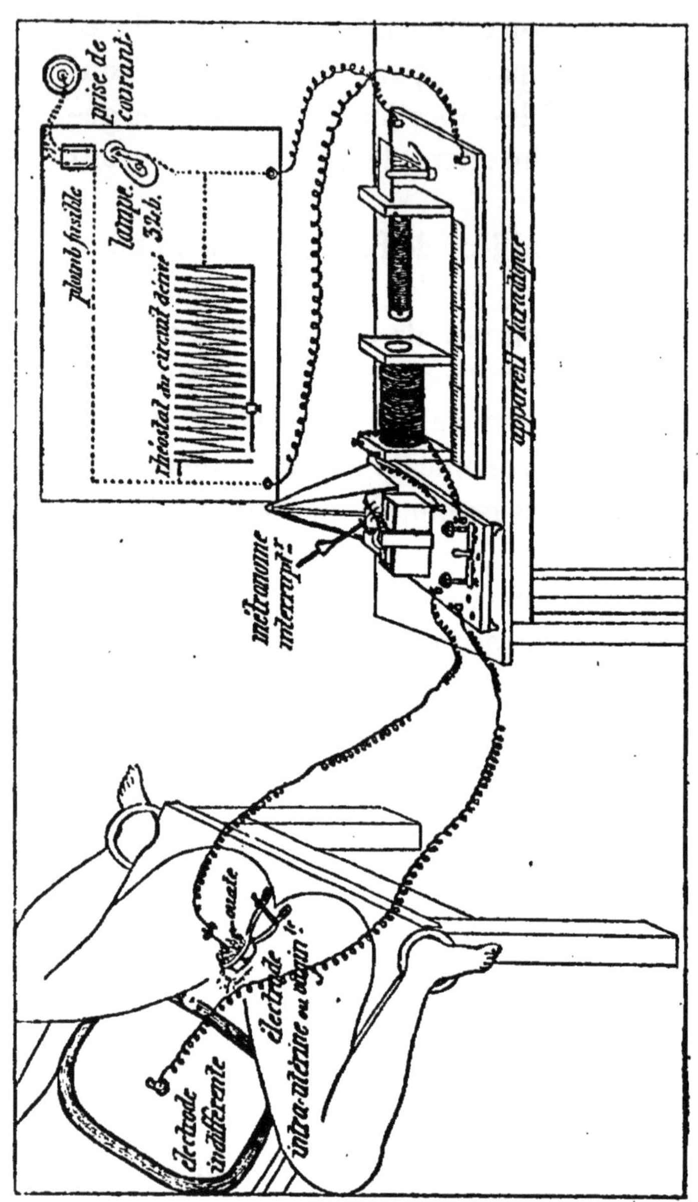

Fig. 12. — Schéma de l'application du courant faradique en gynécologie.

songer à utiliser cet extra-courant, car tout le courant direct suivrait le chemin qu'il devrait parcourir.

Quand, sur le trajet du courant primaire, se
trouve un rhéostat, on peut, comme on l'a dit,
graduer le courant secondaire en se servant de ce
rhéostat : on fait varier ainsi l'intensité du courant
inducteur.

CHAPITRE III

LES COURANTS GALVANOFARADIQUES
EN GYNÉCOLOGIE

§ 1ᵉʳ. — *Appareils nécessaires pour la galvanofaradisation.*

Définition. — Considérons une source de courant continu et le circuit secondaire d'un appareil faradique en marche, munis de leurs fils conducteurs; relions un pôle de la source à courant continu à l'une des bornes de la bobine et l'autre pôle à l'autre borne; mais intercalons dans ce deuxième fil de liaison une résistance. Le circuit fermé comprenant cette résistance, l'induit de l'appareil faradique, la source à courant continu, sera parcouru par un courant galvanofaradique formé de la superposition du courant galvanique et du courant faradique.

Si on porte sur une ligne horizontale des longueurs proportionnelles aux temps et si l'on porte sur une ligne verticale des longueurs proportionnels aux intensités, les lignes représentant le courant continu sont, par rapport à ces deux axes, les lignes AB ou A'B' (fig. 13); car l'on convient de représenter par OA l'intensité d'un courant d'une certaine direction et par OA' la même intensité d'un courant de direction inverse. La

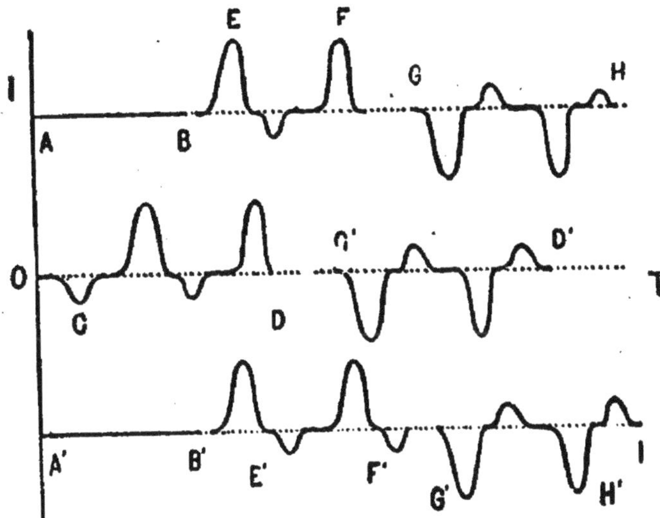

Fig. 13. — Représentation des courants galvaniques, faradiques, galvanofaradiques

ligne représentant le courant faradique sera CD ou C'D', selon le sens du courant inducteur : l'ordonnée maxima de la petite encoche représente l'intensité maxima du courant à la fermeture, et l'ordonnée maxima de la grande encoche l'intensité du courant à l'ouverture du circuit primaire.

La ligne représentant le courant galvanofaradique sera EF ou GH, E'F', ou G'H' selon les sens des courants combinés.

Sources des courants galvanofaradiques. — Les sources de ces courants sont les deux appareils faradiques et galvaniques. La production du courant galvanofaradique ne nécessite que l'adjonction d'un commutateur spécial qui permet de conjuguer d'une façon intermittente les courants galvaniques et faradiques; et par suite constitue un combinateur.

Le combinateur le plus employé est le combinateur Watteville (fig. 14).

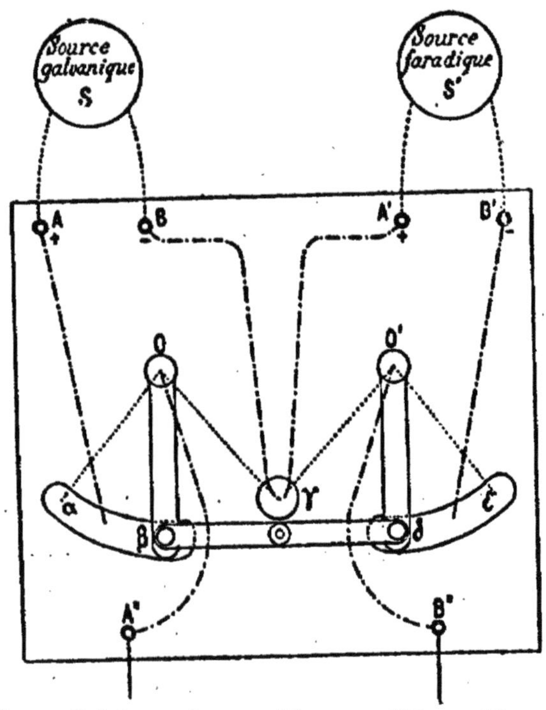

Fig. 14. — Schéma du combinateur Watteville et de ses connexions aux sources galvaniques et faradiques.

Il se compose d'une plaque de bois à la surface de laquelle sont fixées six bornes : les bornes A et B par où arrivent le courant galvanique, A' et B' par où arrive le courant faradique et A'' B'' où l'on recueille un courant galvanique et faradique ou galvanofaradique.

En O et O' sont fixées deux tiges d'une manette

double dont les mouvements sont solidaires ; $\alpha\beta$ et $\delta\epsilon$ sont deux petits rectangles de cuivre et γ un petit cercle de cuivre qui leur est relié par une lame d'ébonite.

Sur cette bande formée par deux rectangles et le cercle de cuivre, peuvent se déplacer les extrémités des deux manettes maintenues en contact avec elle par deux lames élastiques. Au-dessous de la plaque de bois des fils bien isolés relient A à ω, B' à ϵ, B à γ et à A', O à A" et O' à B".

Supposons que les manettes soient dans la 1re position Oα, Oγ ; — la simple inspection de la figure 14 montre qu'en A" et B" on ne recueille que du courant galvanique. De même, la manette dans la position Oγ et O'ϵ on ne recueille que du courant faradique ; — au contraire, la manette en Oβ O'δ, c'est-à-dire dans une position telle que chaque tige est en contact avec un rectangle on recueille en A" et B" du courant galvanofaradique : si A" et B" sont reliés par l'intermédiaire de l'organisme humain, on voit que l'organisme fait partie du circuit fermé B"O'$\delta\epsilon$B'S'A'γBSA$\beta\alpha$OA"R. En somme, la source galvanique, la bobine faradique sont toutes deux en tension dans le circuit.

Graduation. — La graduation du courant galvanofaradique se fait en graduant les courants galvaniques et faradiques qui les composent : le courant galvanique est gradué avec un rhéostat, le courant faradique par le mouvement de la bobine induite.

§ 2. — *Procédés d'application des courants galvanofaradiques en gynécologie.*

Les courants galvanofaradiques sont appliqués en gynécologie avec les électrodes qui servent pour l'utilisation thérapeutique du courant galvanique. On peut user de deux électrodes cutanées, d'une seule, alors que l'autre est active en charbon ou en métal, ou enfin de deux électrodes actives.

§ 3. — *Mode d'action des courants galvanofaradiques.*

Les effets des courants galvanofaradiques tiennent à la fois des effets du courant galvanique et des effets du courant faradique. Comme le courant galvanique, le courant galvanofaradique a une action polaire et interpolaire, c'est-à-dire électrolytique, car cette action ne dépend que de la constance du sens du courant. Comme le courant faradique, il a tantôt une action motrice très énergique tantôt une action analgésique considérable. Il possède l'une ou l'autre de ces propriétés, selon que le courant faradique qui le constitue est celui d'une bobine à gros fil ou celui d'une bobine à fil fin.

§ 4. — *Indications des courants galvanofaradiques en gynécologie.*

Si le courant galvanofaradique est le composé

d'un courant galvanique et d'un courant faradique
à haute tension, il peut être indiqué dans toutes
les affections à lésions locales et à phénomènes nerveux, dans les métrites, les fibrômes douloureux,
les congestions avec exacerbation de la sensibilité,
les névralgies causées par une lésion locale; si au
contraire le courant galvanofaradique est le composé d'un courant galvanique et d'un courant faradique à grande intensité et à faible tension, il peut
être appliqué dans les affections où l'action polaire
peut guérir la lésion locale et l'action motrice redonner de la tonicité aux muscles; il peut être employé, par exemple, dans les déplacements utérins
qui accompagnent si fréquemment les lésions mé-
tritiques.

Jusqu'à présent pourtant, le courant galvanofaradique a été peu appliqué en gynécologie.

§ 5. — *Technique générale des applications.*

On relie un fil de la source à courant continu au
galvanomètre, au rhéostat et finalement à une des
bornes pour l'entrée du courant continu dans le
combinateur; on relie l'autre fil directement au
combinateur. De même on relie les fils de la bobine
induite de l'appareil faradique aux bornes à courant faradique du combinateur. On donne au
rhéostat de la source à courant continu sa plus
grande résistance; on règle le trembleur; on place

la bobine induite sur la glissière, à l'extrémité la plus éloignée de la bobine inductrice.

On met la manette du combinateur dans la position qui donne le galvanofaradique ; on relie les fils de sortie du combinateur au métronome de M. Huet ; on met la manette du métronome dans la position qui ne donne ni interruption ni renversement ; et on met en marche les appareils à courant continu et à courant faradique, pour vérifier en mettant les deux extrémités libres des fils de sortie du métronome dans de l'eau, la polarité de ces fils ; autour de l'extrémité libre du fil négatif se dégage, dans l'eau, de l'hydrogène, apparent sous forme de bulles gazeuses.

Cette vérification faite, la malade se couche sur le lit à spéculum ; on place les électrodes et on les relie aux fils de sortie du métronome, en donnant à chaque électrode la polarité qui lui convient. On manœuvre le rhéostat du courant continu jusqu'à avoir l'intensité moyenne voulue, et on approche la bobine induite jusqu'à l'obtention de l'effet désiré.

A la fin de la séance, on diminue graduellement le courant faradique et le courant galvanique constituants.

Une remarque fort importante est à faire. Si, au milieu de l'application, on ne veut plus utiliser la galvanofaradisation, mais la galvanisation seule, par exemple, il ne faut pas déplacer brutalement la manette du combinateur, de la position de la gal-

vanofaradisation à la position de la galvanisation ;
car cela équivaut à supprimer d'un coup une résistance égale à toute la résistance de la bobine ;
et la malade a ainsi à supporter une augmentation
subite dans l'intensité du courant qui la parcourt ;
de même, si l'on veut passer brutalement du courant galvanofaradique au courant faradique, par
déplacement de la manette, le courant faradique à
travers la malade augmente aussi immédiatement
d'une façon brusque, car le circuit traversé par ce
courant ne renferme plus alors les résistances
formées par la source à courant continu, le galvanomètre, et le rhéostat. Pour passer du courant
galvanofaradique à l'un des deux constituants, le
galvanique ou le faradique, il faut, si l'on veut
éviter un heurt brusque à la malade, diminuer
d'abord le courant galvanofaradique comme je l'ai
indiqué ; puis, seulement après, déplacer la manette
du combinateur.

CHAPITRE IV

LE COURANT ALTERNATIF SINUSOIDAL
EN GYNÉCOLOGIE

§ 1ᵉʳ. — *Appareils nécessaires pour l'application.*

Définition. — Le courant faradique est un courant alternatif interrompu ; mais ses variations sont brusques ; il croît brusquement, cesse, pour repartir en sens inverse, puis cesse de nouveau, et recommence indéfiniment. Le courant alternatif sinusoïdal, au contraire, est un courant dont les variations sont progressives ; l'intensité de ce courant part de zéro, passe par un maximum, revient à zéro, repart en sens inverse, passe par un maximum inverse, revient à zéro pour recommencer indéfiniment. Les variations de l'intensité sont reliées aux temps par une formule telle que si, par rapport à deux axes de coordonnées, on veut figurer le courant en portant les temps sur l'axe horizontal et les intensités sur l'axe vertical, la courbe obtenue est une ligne géométrique appelée sinusoïde : d'où le nom de sinusoïdal donné à ce courant.

La *période* de ce courant est le temps qu'il met à accomplir l'ensemble de ses deux variations égales, et de sens inverse.

La *fréquence* est le temps employé pour une variation quel qu'en soit le sens : le nombre qui mesure la fréquence, ou le nombre de fois que le courant change de sens en une seconde est le double du nombre qui mesure la période.

Principe des appareils pour le courant alternatif sinusoïdal. — M. d'Arsonval est le premier à avoir introduit ce courant dans la thérapeutique.

Le principe de ses appareils est le suivant (1) (fig. 15) :

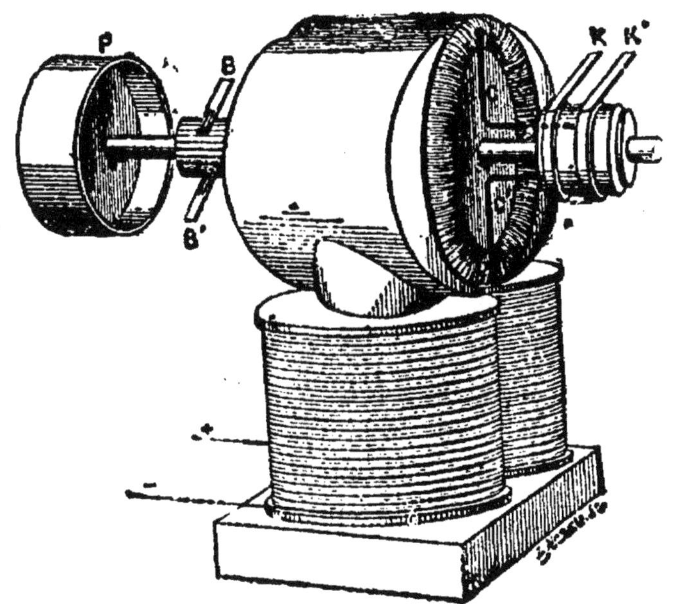

Fig. 15. — Appareil schématique pour courant alternatif sinusoïdal.

« Soit CC, dit M. d'Arsonval, un anneau Gramme

(1) D'Arsonval, *Effets physiologiques de la voltaïsation sinusoïdale (Archives d'électricité médicale*, 1893, p. 213).

portant d'un côté de l'axe le collecteur ordinaire avec ses balais BB' et de l'autre côté deux bagues métalliques isolées communiquant respectivement avec chaque moitié de l'anneau par deux prises de courant situées sur l'induit à 180°. L'anneau tourne dans un champ magnétique, créé par un courant indépendant traversant l'inducteur I par les fils marqués + et —. Si l'on met l'anneau en mouvement par une force mécanique extérieure, on recueillera aux balais BB' un courant continu et aux frotteurs KK' un courant alternatif à variations sinusoïdales......

Je ferai remarquer qu'en amenant un courant continu, provenant d'une pile par exemple, aux balais BB', on recueillera en KK' un courant sinusoïdal. En mettant BB' en communication avec un réseau à 110 volts continu, et en intercalant un rhéostat convenable, on recueillera en KK' des courants sinusoïdaux dont le voltage pourra varier de 110 à 120 volts par exemple et avoir ainsi une installation très simple. »

« La graduation de ce courant alternatif sinusoïdal se fait en variant la vitesse de la dynamo (on modifie ainsi la fréquence), en modifiant le champ magnétique créé par l'électro-aimant (on modifie ainsi la force électromotrice) : en faisant passer le courant produit dans une boîte de résistance avant de l'appliquer à la malade, on peut, en outre, en abaisser l'intensité.

Appareils. — M. Gaiffe a construit une série

d'appareils réalisant la constitution schématique exposée par M. d'Arsonval. Le plus petit appareil peut donner de 800 à 2.000 alternances par minute

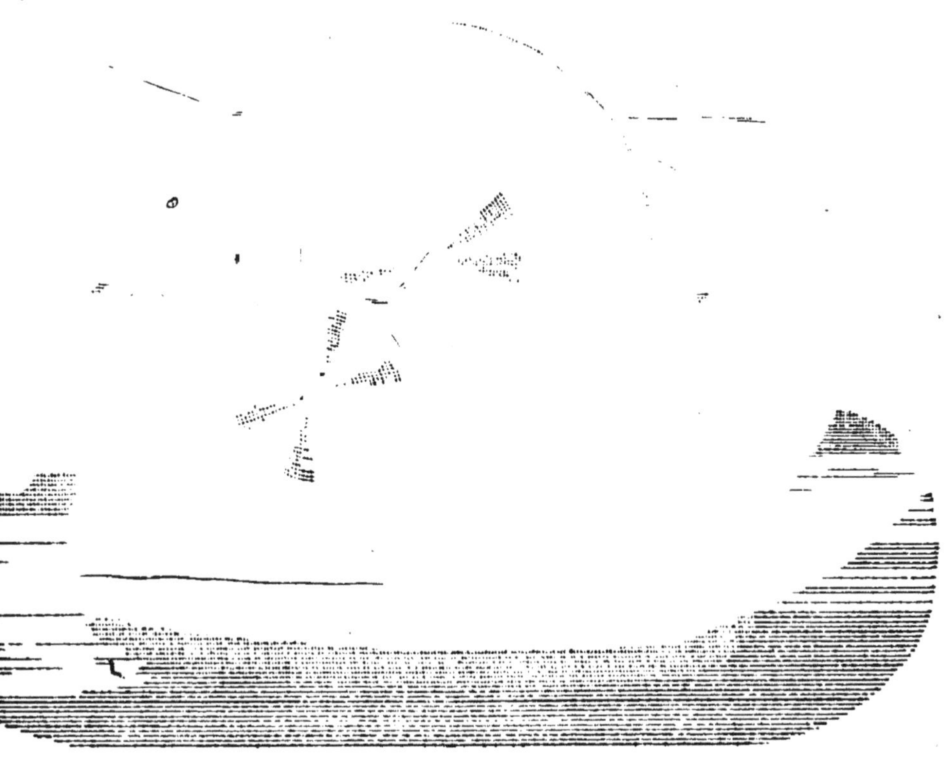

Fig. 16. — Appareil à courant sinusoïdal,
modèle simple.

(fig. 16); les plus grands de 900 à 10.000. Le champ de l'électro-aimant y est produit par trois accumulateurs ou trois couples au bichromate; la rotation est déterminée par un moteur quelconque ou par le courant continu à 110 volts. Trois rhéostats y sont adjoints : un rhéostat dans le circuit du moteur pour faire varier la fréquence, un rhéostat dans le circuit de l'électro-aimant pour faire varier le champ, un rhéostat dans les conducteurs qui portent le courant sinusoïdal pour faire varier l'intensité.

Si on se contente d'un appareil donnant un courant à peu près sinusoïdal, on peut tout simplement avoir un moteur mu par le courant continu de la ville et portant, outre les balais et le collecteur par où pénètre le courant, deux bagues métalliques, isolées, communiquant respectivement avec chaque moitié de l'anneau par deux prises de courant à 180°. Des deux bagues partent les fils conduisant l'alternatif sinusoïdal.

Ce système est en somme l'appareil de M. d'Arsonval, mais le champ est produit par le courant qui fait tourner le moteur. Les variations de la vitesse de la dynamo produites par la manœuvre du rhéostat, placé sur le trajet du courant continu qui actionne l'appareil, déterminent à la fois une variation de la fréquence et une variation du champ inducteur; pour avoir un courant sinusoïdal de forme plus parfaite, on peut faire passer le courant à peu près sinusoïdal produit par ce dispositif adapté à la dynamo, dans l'inducteur d'un appareil à chariot sans trembleur : ce courant fait naître dans l'induite un courant sinusoïdal qu'on peut graduer en faisant varier la position respective des deux bobines.

Tout récemment, M. Blondel (1) a fait construire un alternateur à courant sinusoïdal basé sur un tout autre principe : c'est un appareil fonctionnant à l'aide d'un moteur hydraulique à faible consommation, accouplé à un alternateur rotatif n'exigeant aucun courant d'excitation, aucun entretien, n'ayant aucun contact frottant et dont la fréquence peut varier, par la simple manœuvre d'un robinet, entre 10 et 200 périodes par seconde.

Cet alternateur a pour inducteur un système de deux aimants en fer à cheval, dont les pôles opposés sont placés en regard et munis de pièces polaires en fer feuilleté sur lesquelles sont enroulées des bobines de fil induit; les deux paires de bobines se trouvent placées aux deux extrémités d'un même diamètre; dans l'étroit espace laissé libre entre les bobines de chaque paire, tourne un léger disque d'ébonite d'un centimètre environ d'épaisseur dans lequel sont fixées des pastilles de fer doux au nombre de 6 à 8 espacées régulièrement et qui, pendant la rotation, viennent passer rapidement entre les pièces polaires : elles déterminent ainsi des variations rapides, et cependant très progressives du flux magnétique. Grâce à la forme relative des pièces polaires et des pastilles, les courants induits dans les bobines par ces variations du flux sont sensiblement sinusoïdaux, si les pastilles sont en nombre impair. Les bobines peuvent être groupées en série ou en série parallèle ou en

(1) *Archives d'élect. méd.*, janvier 1899.

A. WEIL. — Électrothér.-Gynécol.   5

parallèle. Elles sont divisées en un certain nombre d'enroulements aboutissant aux touches d'un commutateur dont on déplace la manette suivant la tension qu'on désire obtenir à une certaine vitesse.

La graduation se fait en réglant la vitesse de rotation de la turbine, en agissant simplement sur le robinet d'admission : le réglage de la tension se fait par le groupement des bobines ; le réglage de l'intensité par le passage du courant produit au travers d'un rhéostat.

Un autre procédé de production du courant sinusoïdal consiste à utiliser le courant alternatif de la ville, soit en l'employant après lui avoir fait traverser des rhéostats pour en abaisser la tension ; comme cela existe dans un transformateur de M. Gaiffe donnant cautère, lumière, et voltaïsation sinusoïdale, soit en s'en servant pour induire un courant dans un autre circuit. En employant le courant alternatif de la ville, il est à noter qu'on ne peut faire varier la fréquence.

Mesure des courants alternatifs sinusoïdaux. — Le courant alternatif sinusoïdal produit par l'appareil d'Arsonval est connu par ses trois caractéristiques : sa fréquence, son intensité et la force électromotrice du champ.

Un *voltmètre*, qui n'est du reste qu'un galvanomètre étalonné en volts, intercalé sur le trajet du courant de champ, donne la force électromotrice de ce courant.

Un *tachymètre* placé sur l'axe de l'alternateur

donne le nombre de tours de l'axe par seconde et par suite la fréquence du courant sinusoïdal.

Un *milliampéremètre* (fig. 17), placé sur le

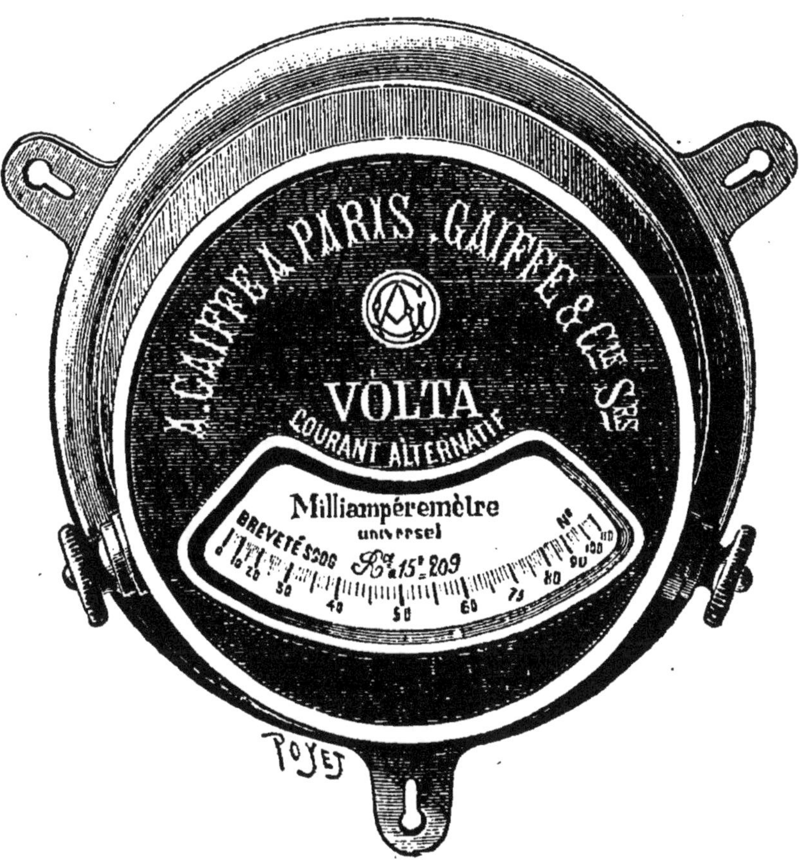

Fig. 17. — Milliampéremètre pour courant sinusoïdal.

trajet des fils qui conduisent le courant alternatif sinusoïdal, permet de connaître l'intensité.

Ce milliampéremètre se compose, soit d'une bobine mobile, soit d'une pièce de fer doux suspendu à l'intérieur d'une bobine fixe : si le système est traversé par un courant alternatif sinusoïdal, la bobine mobile ou la pièce de fer doux subit une déviation, indépendante du sens du courant, et proportionnelle au carré de l'intensité d'un courant continu, qui développerait, dans le circuit, la même quantité de chaleur que développe l'intensité variable du courant lancé dans l'appareil (1). L'intensité mesurée est l'*intensité efficace* du courant variable. Dans le courant sinusoïdal, l'intensité efficace est reliée à l'intensité maxima par cette relation.

$$Ie = \frac{Im}{\sqrt{2}}$$

Le milliampéremètre, qui permet la mesure du courant alternatif sinusoïdal, peut servir à mesurer toute espèce de courant : c'est un milliampéremètre universel.

§ 2. — *Procédés d'application du courant alternatif sinusoïdal.*

L'application du courant sinusoïdal, en gynécologie, a toujours été faite, jusqu'à présent, au moyen d'une électrode cutanée indifférente et d'un hystéromètre placé dans le vagin, dans la cavité cervicale ou dans l'endomètre ; pour les applications

(1) On sait, d'après la loi de Joule, que l'énergie calorifique dégagée par un courant dans un conducteur, pendant l'unité de temps, est égale au produit du carré de l'intensité par la résistance du conducteur.

vaginales, l'hystéromètre est recouvert d'ouate mouillée.

§ 3. — *Modes d'action du courant alternatif sinusoïdal.*

Le courant sinusoïdal alternatif, par le fait même qu'il comprend deux périodes égales de sens inverse, n'a pas d'action polaire. Il a une action musculaire douce; alors que le courant faradique produit des secousses brusques, il détermine des secousses adoucies progressives. Il agit sur les échanges, favorise les oxydations, augmente l'oxyhémoglobine du sang; et cela, non pas par suite des contrâctions musculaires mises en jeu, mais par son action propre, puisque ces manifestations ont lieu indépendamment même de toute contraction. Il a, en plus, une action analgésique des plus marquées : l'onde sinusoïdale, circulant à travers le conducteur nerveux, modifie son excitabilité en l'atténuant.

§ 4. — *Indications du courant alternatif sinusoïdal.*

M. Apostoli, qui est le premier à avoir étudié le sinusoïdal alternatif en gynécologie, a formulé un certain nombre de conclusions dont les essentielles sont :

1º Le courant alternatif sinusoïdal, appliqué

dans la cavité intra-utérine et dans les conditions opératoires où M. Apostoli s'est placé, est toujours inoffensif et bien supporté;

2° Il ne paraît pas avoir d'actions marquées sur le symptôme hémorrhagie et aurait plutôt une tendance à provoquer quelquefois sa continuité;

3° Il exerce une action très nette sur le symptôme *douleur;* cette action s'affirme dès les premières séances, et le plus souvent immédiatement dès la fin de la séance;

4° Il combat très avantageusement, mais non constamment toutefois, la leucorrhée qui, le plus souvent, diminue ou disparaît;

5° Il active et favorise la résolution des exsudats péri-utérins.

Aussi on peut inférer que le courant peut être employé avec efficacité dans la dysménorrhée et dans toute les affections douloureuses; il peut de plus aider à la résorption des cellulites et des périmétrites, contribuer à la disparition des déplacements avec ou sans adhérences.

§ 5. — *Technique des applications du courant alternatif sinusoïdal.*

Supposons d'abord l'application faite avec un appareil d'Arsonval-Gaiffe.

On s'assure que les piles ou accumulateurs fonctionnent bien, si l'on se sert de ces sources pour l'excitation; on donne au rhéostat du moteur et

au réducteur de potentiel de l'alternatif sinusoïdal, la résistance maximum; on met en place le
tachymètre.

On fait coucher la malade sur le lit à spéculum,
en la priant, comme on l'a fait pour les autres
modes d'électrisation, d'ôter son corset et tout ce
qui pourrait la serrer. On place les électrodes sur
elle : on relie l'une directement à l'alternateur ;
on fait de même pour l'autre, mais seulement
après avoir établi les connexions de telle sorte
que le milliampéremètre et le rédacteur du potentiel pour l'alternatif soient sur le trajet du fil de
liaison.

Puis on met le moteur en marche; on règle
son rhéostat de façon à avoir près de 2.000 alternances par minute; on diminue la résistance du
rhéostat placé sur fil de sortie de l'alternateur de
façon à faire varier l'intensité donnée par le milliampéremètre.

Quand on se sert de l'appareil de M. Blondel,
les connexions de la malade et de l'alternateur
sont les mêmes : pour faire varier la vitesse, au
lieu de tourner la manette d'un rhéostat, on ouvre
plus ou moins le robinet de la conduite d'eau.

Pour finir l'application, on diminue le courant
d'une façon graduelle en faisant les manœuvres
inverses. La séance est, en général, chaque fois de
cinq à dix minutes.

CHAPITRE V

LE COURANT ONDULATOIRE EN GYNÉCOLOGIE

§ 1ᵉʳ. — *Appareils nécessaires pour l'application.*

Définition. — Le courant ondulatoire est un courant sinusoïdal sans changement de sens : l'intensité de ce courant part de zéro, passe par un maximum, revient à zéro et repart pour un maximum, et ainsi indéfiniment. La fréquence est le temps mis à accomplir un cycle.

Si l'on représente ce courant par rapport à deux axes de coordonnées rectangulaires, en portant les intensités en ordonnées et les temps en abcisses, la courbe obtenue est une sinusoïde tangente à l'axe horizontal.

Appareils pour courant ondulatoire. Le dernier appareil faradique de Gaiffe, où l'induction se fait dans la bobine induite par les mouvements de va et vient de cette bobine sur la bobine primaire, donne sensiblement un courant ondulatoire : l'intensité maxima est déterminée par la longueur de la course de la bobine induite ; la fréquence par le nombre de tours du petit moteur qui produit le mouvement alternatif des bobines.

Mais le courant ondulatoire est produit d'une manière plus parfaite par les appareils de M. d'Arsonval, appareils donnant à la fois l'ondulatoire et l'alternatif sinusoïdal. Un simple jeu de manettes permet de passer facilement de l'un à l'autre.

Leur principe est le suivant : soit une dynamo actionnée par un moteur et munie de deux collecteurs et de deux paires de balais, les uns recueillant du courant continu, les autres recueillant du courant alternatif sinusoïdal ; si, au lieu de réaliser un circuit, en réunissant par des résistances les deux balais à courant continu, ou les deux balais à courant alternatif, on réunit un balai à courant continu à un balai à un courant alternatif par des résistances, on a un circuit traversé par un courant ondulatoire, comme on pourrait le vérifier en utilisant l'inscription graphique du courant par le courant lui-même (1).

Dans la pratique, M. Gaiffe a réalisé le dispositif de M. d'Arsonval de la façon suivante (fig. 18) : Le courant de la ville arrive à une première dynamo ; la vitesse de ce moteur est réglée par un rhéostat placé sur le trajet des fils porteurs du courant de la station.

Un long fil flexible relie cette première dynamo à une autre, munie de deux collecteurs et quatre balais ; le champ de cette dernière est actionné par

____

(1) M. d'Arsonval, par un dispositif ingénieux, a pu réaliser cette inscription ; et il a constaté la parfaite forme ondulatoire du courant ainsi produit.

un courant spécial de piles ou par une dérivation sur le courant de 110 volts.

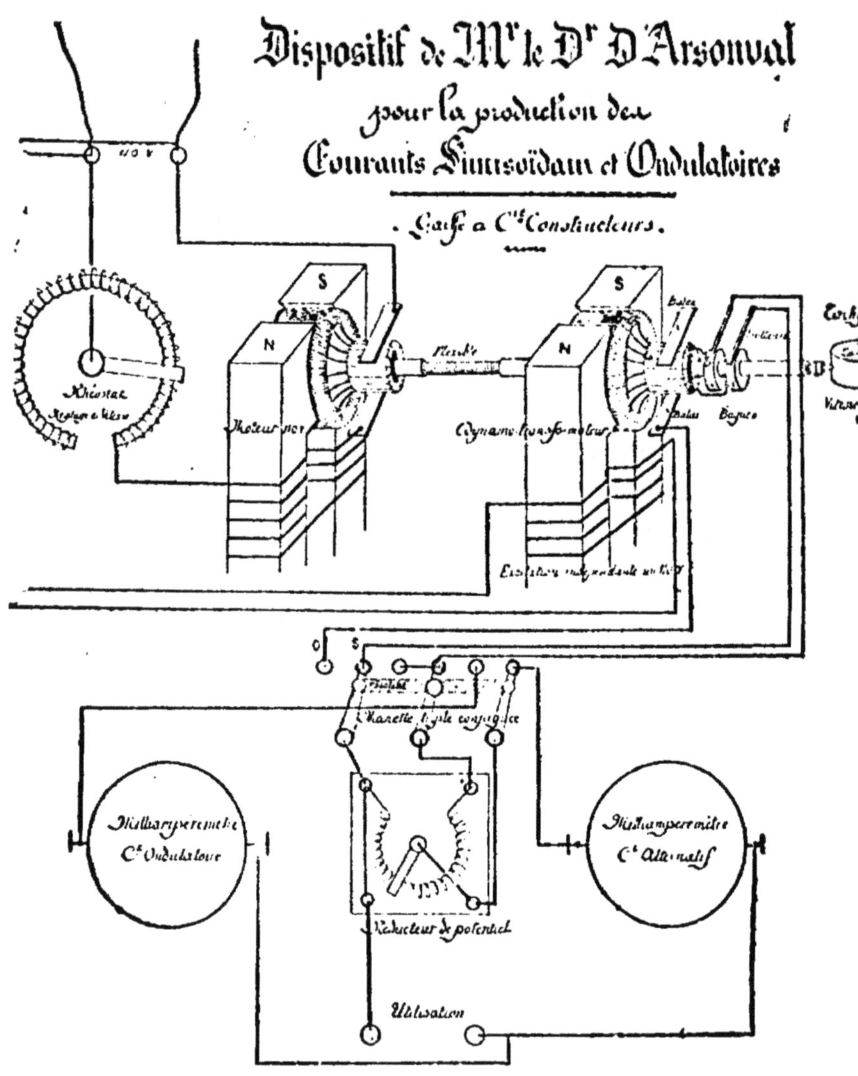

Fig. 18. — Disposition de M. d'Arsonval pour la production des courants sinusoïdaux et ondulatoires.

Un balai à courant continu et les deux balais

à courant alternatif sont reliés à trois touches situées en face d'une manette : suivant la position de la manette, on a l'ondulatoire ou le sinusoïdal. Un simple coup d'œil sur la figure 18 le fait comprendre mieux que la description.

La fréquence est réglée par le rhéostat du premier moteur ; elle est mesurée au tachymètre ; l'intensité varie avec le réducteur de potentiel introduit, par le jeu de la manette, tantôt dans le circuit ondulatoire, tantôt dans le circuit alternatif.

Un milliampérimètre, dans chaque circuit, permet de connaître l'intensité efficace.

§ 2. — *Procédés d'application du courant ondulatoire.*

Les applications se font avec des électrodes identiques à celles qui servent pour les applications du courant continu : l'une est abdominale et composée de 5o doubles de gaze mouillée recouverts par une plaque métallique ; l'autre est vaginale, intracervicale ou intra-utérine : elle est constituée par un hystéromètre de métal ou à extrémité de charbon qui, pour les applications vaginales, est le centre d'un tampon d'ouate mouillée.

§ 3. — *Modes d'action du courant ondulatoire.*

Le courant ondulatoire, étant toujours de direction constante, a une action électrolytique polaire et interpolaire, dont la grandeur est proportionnelle à l'intensité efficace.

Comme le courant faradique, il détermine des contractions musculaires. Mais alors que le courant faradique à chaque ouverture et à chaque fermeture du courant primaire produit dans l'organisme sur lequel il est appliqué une secousse brusque, il détermine, dans ses phases de croissance et de décroissance, une contraction graduelle et douce, quand la fréquence n'est pas très considérable.

Comme les courants galvaniques et faradiques, il active la circulation sanguine, s'oppose à la stase et aux congestions. Il calme l'éréthisme nerveux et jugule la douleur, et cela à un plus haut degré que ne le font les courants faradiques ou le courant alternatif sinusoïdal.

§ 4. — *Indications du courant ondulatoire en gynécologie.*

Les indications du courant ondulatoire qui résultent du reste de ses propriétés ont été formulées par le docteur Apostoli (1).

1º « Le courant ondulatoire, » dit-il, « est avant tout le médicament par exemple de la douleur, soit qu'il s'applique à la dysménorrhée, soit qu'il

(1) Société française d'électrothérapie, décembre 1897.

combatte les douleurs intermenstruelles si fréquentes qui affligent à chaque pas la femme malade ;

« 2º Le courant ondulatoire, sans action hémostatique dans les applications vaginales, exerce au contraire très fréquemment, mais non constamment toutefois, une action hémostatique dans les applications intra-cervicales;

« 3º La leucorrhée, non influencée par les applications vaginales, bénéficie, au contraire, assez souvent des applications intra-cervicales;

« 4º Sans action résolutive apparente sur les fibrômes, le courant ondulatoire exerce au contraire une action très réelle contre les exsudats péri-utérins, dont il favorise la résorption et calme la douleur;

« 5º Moins actif que le courant continu contre l'aménorrhée, il exerce cependant, contre ce symptôme, une action assez fréquemment résolutive;

« 6º Contre la constipation, lorsqu'il est localisé dans l'utérus, il acquiert de ce côté une suprématie marquée sur le courant continu, qui, avec la même localisation intra-cervicale, agit avec beaucoup moins d'activité. »

§ 5. — *Technique des applications du courant ondulatoire en gynécologie.*

L'application se fait avec la même technique que l'application du courant alternatif : si, dans ce dernier cas, on s'est servi des nouveaux appareils d'Arsonval-Gaiffe, l'application de l'ondulatoire ne diffère de la précédente que par une position différente de la manette.

On s'assure soit du bon fonctionnement des piles ou des accumulateurs, soit de la bonne arrivée à la dynamo génératrice du courant de la station. On donne au réducteur de potentiel, placé sur le trajet du courant qui va à la dynamo génératrice, la résistance maximum; on fait de même pour le rhéostat placé sur le trajet des fils qui viennent de la dynamo transformatrice. On met la manette à trois directions dans la position donnant l'ondulatoire.

La malade se couche alors sur le lit à opération et prend la position de l'examen au spéculum, après avoir, comme cela se fait dans tous les modes d'électrisation en gynécologie, enlevé ou dénoué les vêtements qui peuvent la gêner.

On place les électrodes; et on les réunit par des fils aux appareils.

Un milliampérimètre, intercalé dans le circuit dont fait partie la malade, donne l'intensité efficace; un tachymètre sur l'axe de la dynamo productrice d'ondulatoire donne la fréquence; un voltmètre, dans le trajet du courant qui actionne le champ de la dernière dynamo, donne la force électromotrice de ce courant.

En manœuvrant les manettes du réducteur de potentiel du courant initial, du réducteur de potentiel du courant ondulatoire, on fait varier la fréquence, le champ magnétique et l'intensité : les trois instruments de mesure permettent de se rendre compte de ces trois grandeurs.

En général, l'application se fait avec un courant dont l'intensité efficace varie de 5 à 50 milliampères, la période de 800 à 2500 par minute pendant que le voltage du courant de champ varie de 10 à 40 volts.

L'application est d'une durée de cinq à dix minutes et [est interrompue après diminution graduelle de l'intensité.

CHAPITRE VI

§ 1er. — *Définition et propriétés physiques des courants de haute fréquence.*

Définition. — Les courants alternatifs de haute fréquence sont constitués par les oscillations électriques, extrêmement rapides, que l'on obtient par la décharge d'un condensateur, chargé à un potentiel élevé, dans un conducteur peu résistant, mais pourvu d'une certaine self-induction.

De même qu'une verge fixée, par une de ses extrémités, revient à sa potion normale, quand on l'en écarte, après une série d'oscillations de part et d'autre de cette position ; de même, dans la décharge d'un condensateur, la charge oscille d'une surface à l'autre, jusqu'à sa disparition complète à travers le circuit qui les relie ; mais seulement dans les cas — ainsi que le montre la théorie physique, — où la résistance du système est inférieure à deux fois la racine carrée du quotient de la self-induction par la capacité.

Mode de Production. — Pour réaliser la charge instantanée du condensateur, on peut se servir d'une bobine de Ruhmkorff ou d'un alternateur : c'est du moment ou Herz et Tesla eurent l'idée d'utiliser ces transformateurs que date l'utilisation pratique des courants de haute fréquence.

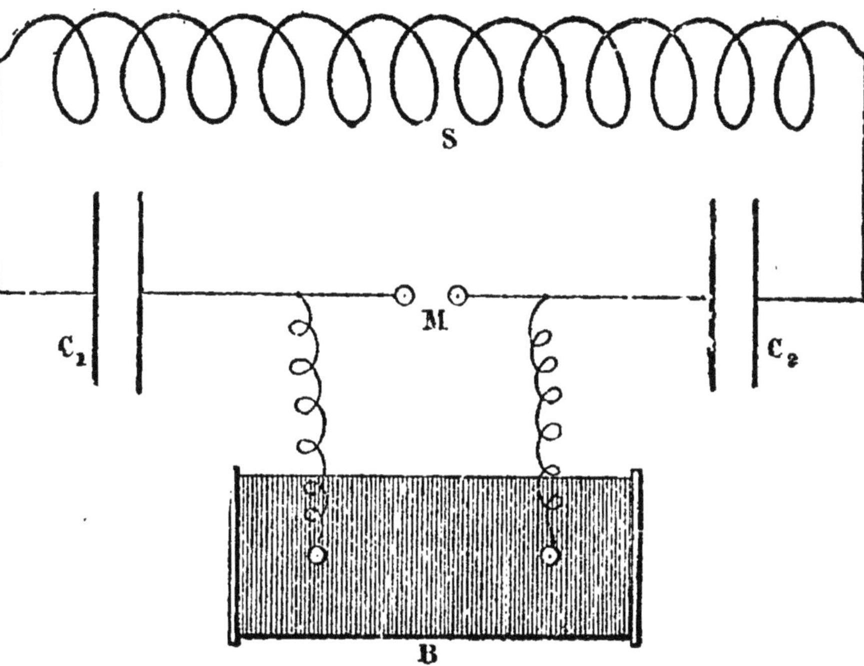

Fig. 19. — Dispositif de M. d'Arsonval pour la production des courants de haute fréquence.

Mais le procédé de production le plus simple de ces courants est celui de M. d'Arsonval.

Un transformateur à haut potentiel B (fig. 19), a les fils de son circuit secondaire reliés aux armatures internes de deux condensateurs C et C^2 ; ces armatures sont de plus reliées à deux boules métalliques placées vis-à-vis l'une de l'autre et qui doivent servir de déchargeur. Les armatures extérieures des condensateurs sont reliées par un grand solénoïde.

Deux cas sont à distinguer, suivant que l'appareil B est une simple bobine alimentée par un courant continu, ou est un transformateur à haut potentiel alimenté par un courant alternatif.

Dans le premier cas, à chaque rupture du courant primaire, il se produit une force électromotrice considérable qui charge les condensateurs; la différence de potentiel des armatures internes devient très considérable puisqu'ils sont reliés aux deux extrémités opposées de la bobine; quand cette différence a acquis une certaine valeur, l'étincelle éclate entre les points les plus rapprochés de ces armatures, en M. En même temps qu'éclate l'étincelle les condensateurs se déchargent, et le système formé par le solénoïde, les condensateurs et le déchargeur M, est traversé par un courant oscillatoire. La force électromotrice considérable continuant à se produire dans la bobine à chaque rupture du circuit primaire, les mêmes phénomènes se reproduisent indéfiniment et le solénoïde est traversé par une série d'oscillations dont la durée est de l'ordre du billionième de seconde.

A la fermeture du circuit primaire, il se produit bien une force électromotrice, mais la tension du courant induit de fermeture est insuffisante pour donner aux armatures internes des condensateurs une différence de potentiel assez grande pour que l'étincelle éclate au déchargeur ; le courant de fermeture n'est donc pas à considérer dans les phénomènes.

Quand l'appareil B est un alternateur à haut potentiel dont les phases sont égales et inverses, dans chaque phase, les armatures internes des condensateurs acquièrent la différence de potentiel nécessaire pour que l'étincelle éclate ; chaque période contribue ainsi au renouvellement des oscillations dans le système.

Propriétés physiques. — La plupart des propriétés physiques des courants de haute fréquence, toutes choses égales d'ailleurs, sont proportionnelles au produit de l'intensité moyenne par la fréquence du courant inducteur : on conçoit donc qu'on ait un très grand intérêt à augmenter la fréquence dans le transformateur initial ; et cela, en usant d'un trembleur extrêmement rapide, si on emploie la bobine de Ruhmkorff.

Quand l'appareil à haute fréquence fonctionne bien, il n'est pas de morceau de métal dans la pièce où il est en marche dont on ne puisse tirer des étincelles ; dans tout corps situé au voisinage du solénoïde, des courants induits se produisent, tant est grand le pouvoir inducteur des oscillations électriques hertziennes.

Cette propriété des courants de haute fréquence de déterminer des oscillations dans tout circuit fermé ou non a pour conséquence, la *résonance*.

Au voisinage d'un appareil à haute fréquence en

marche, tout circuit fermé subit des oscillations éléctriques *dont la fréquence ne dépend que de la self induction, de la capacité et de la résistance propres à ce circuit fermé.* Si la fréquence du courant du système inducteur (bouteilles de Leyde et solénoïde) est précisément celle que tend à prendre le circuit fermé dans un champ de grande fréquence, chaque onde frappera les ondes produites dans le même sens, leur donnera une légère impulsion, si bien que toutes ces impulsions se totaliseront et que l'onde sera considérablement amplifiée. Un circuit placé au voisinage du système producteur d'ondes de grande fréquence formera donc *résonateur,* c'est-à-dire sera le siège d'un courant de grande fréquence de tension plus élevée que celle du courant inducteur quand il sera accordé avec les appareils producteurs de ce courant inducteur.

On obtient ce résonateur en modifiant le circuit inducteur siège des oscillations de grande fréquence de façon à ce que les ondes dans ce circuit aient la fréquence qui est la caractéristique du circuit fermé. Ce principe a guidé M. Oudin pour la construction du résonateur qui porte son nom.

§ 2. — *Appareils nécessaires pour les applications des courants de haute fréquence.*

Tout appareil de haute fréquence comprend : 1° une source de courant alternatif de haute tension, bobine d'induction ou transformateur ; 2° un système de deux condensateurs (1) chargés par la source et qui se déchargent à la fois par un micromètre à étincelles et un solénoïde; 3° un petit solénoïde reliant les armatures externes des deux condensateurs; 4° un résonateur.

Générateurs. — Le générateur peut être un transformateur à haute tension sur courants alternatifs ou une bobine de Ruhmkorff.

Alternateurs. — Un des meilleurs et des plus puissants dispositifs sur courants alternatifs a été présenté par M. d'Arsonval en 1897, et construit par la maison Gaiffe.

Il se compose d'un alternateur Labour, qui peut produire un courant alternatif de 15.000 volts : cet appareil est alimenté par un courant alternatif de basse fréquence à 110 volts fourni par la ville, ou par une machine de petit modèle donnant de 70 à 110 volts avec 8 à 12 ampères, ou bien encore par un moteur, mu par le courant continu à 110 volts ou toute autre force, sur lequel on a placé deux bagues reliées à deux lames situées sur l'anneau, à 180° l'une de l'autre.

Sur le circuit d'alimentation se trouve un régulateur de courant, constitué par une simple bobine dont on utilise la self-induction, un ampéremètre et des coupe-circuits.

---

(1) On n'emploie plus aujourd'hui de condensateurs plans, mais bien des bouteilles de Leyde, car l'ozonisation et la chaleur détruisent les premiers.

Un des inconvénients de cet appareil, dont la très haute puissance est indéniable, est que le circuit formé par le secondaire du transformateur et les fils de liaison aux condensateurs est à haut potentiel et à basse fréquence, par suite dangereux; aussi réclame-t-il de grandes précautions d'isolement. De plus, — comme dans tous les appareils de grande fréquence alimentés par du courant alternatif, — il est nécessaire de placer un souffleur d'air entre les deux boules de l'éclateur des condensateurs; car autrement il tendrait à se faire, entre ces deux boules, une étincelle unique et il n'y aurait plus d'oscillations.

Bobines. — Aussi l'on se sert généralement de bobines de Ruhmkorff; ce sont, du reste, sous certaines conditions, des générateurs d'une puissance bien suffisante.

Les bobines sont à fil fin soigneusement isolé dans de la paraffine. On en construit pouvant donner 20, 25, 35 et même 50 centimètres d'étincelles. Elles sont actionnées par un nombre variable d'accumulateurs ou par le courant de 110 volts dont le voltage a été réduit grâce à des rhéostats.

La partie intéressante des générateurs-bobines est le trembleur. Tous sont constitués de telle sorte qu'ils puissent donner des intermittences très rapides, *sans collage.* Un des premiers employés est l'interrupteur rotatif de M. d'Arsonval, mis en mouvement par une dérivation du courant continu animant la bobine primaire : essentiellement

il est constitué par un petit marteau de fer doux
attiré, quand le courant passe, vers une enclume ;
ce marteau est porté par une roue dentée et est mis
en mouvement par un petit moteur qui entraîne
la roue dentée.

D'autres trembleurs sont très bons également
et peut-être plus ˇrapides, ce sont les interrupteurs
Ducretet, Radiguet et celui que le professeur Marie
(de Toulouse) a décrit en juin 1899 dans les *Archives d'électricité médicale*.

A la fin du mois de janvier de l'année 1899,
M. Wehnelt (de Charlottenbourg) en a fait connaître
un nouveau qui paraît devoir augmenter de beaucoup la puissance des bobines ; car, au lieu de donner
25 ruptures à la seconde, il peut en fournir 1.500. Son
principe est le suivant : si un courant continu est
envoyé par deux électrodes d'inégale surface (une
lame de plomb négative et un fil de platine, recouvert d'un isolant jusqu'à une fraction de millimètre de son extrémité) positif à travers un électrolyte d'acide sulfurique dilué, il se produit au
niveau des deux électrodes un phénomène lumineux
et le courant qui traverse l'électrolyte devient inter-
mittent et ses intermittences sont très rapides.

Résonateur Oudin. — Le premier résonateur de M. Oudin se composait d'un solénoïde de
fil fin, dont un chef était relié à l'extrémité du petit
solénoïde à gros fil réunissant les armatures externes des condensateurs. On accordait le solénoïde
à gros fil de façon à avoir le courant de haute

fréquence qui faisait le mieux résonner le solénoïde à fil fin ; on introduisait un plus ou moins grand nombre de ses spires dans le circuit reliant les armatures externes des deux condensateurs, en y enfonçant, plus ou moins, une tige métallique fixée à l'une de ses extrémités.

Actuellement, le solénoïde qui fait résonateur est la continuation du solénoïde de liaison des deux armatures externes : l'extrémité inférieure de ce solénoïde est reliée à l'armature externe d'un des condensateurs tandis qu'un curseur mobile, relié à l'autre armature externe, peut venir en contact avec des spires plus ou moins distantes de l'extrémité inférieure du solénoïde : ce mouvement du curseur suffit à permettre de beaux phénomènes de résonance : la partie du solénoïde comprise entre l'extrémité inférieure et le contact du curseur mobile équivaut à l'ancien solénoïde à gros fil ; et la portion du solénoïde au-dessus du contact mobile constitue le résonateur.

Choix d'une installation de courants de haute fréquence. — Dans le choix d'une installation de courants de haute fréquence, il ne faut pas oublier que tous les appareils, bobine, condensateurs, résonateur, solénoïde, constituent un tout qui doit être accordé.

Les constructeurs font, à peu près tous, des dispositifs excellents ; mais en général c'est une erreur de faire fonctionner une bobine de l'un avec des condensateurs de l'autre : c'est probablement là la cause des mécomptes éprouvés par quelques électriciens avec des appareils de divers fabricants. (Société Française d'électrothérapie, avril 1899.)

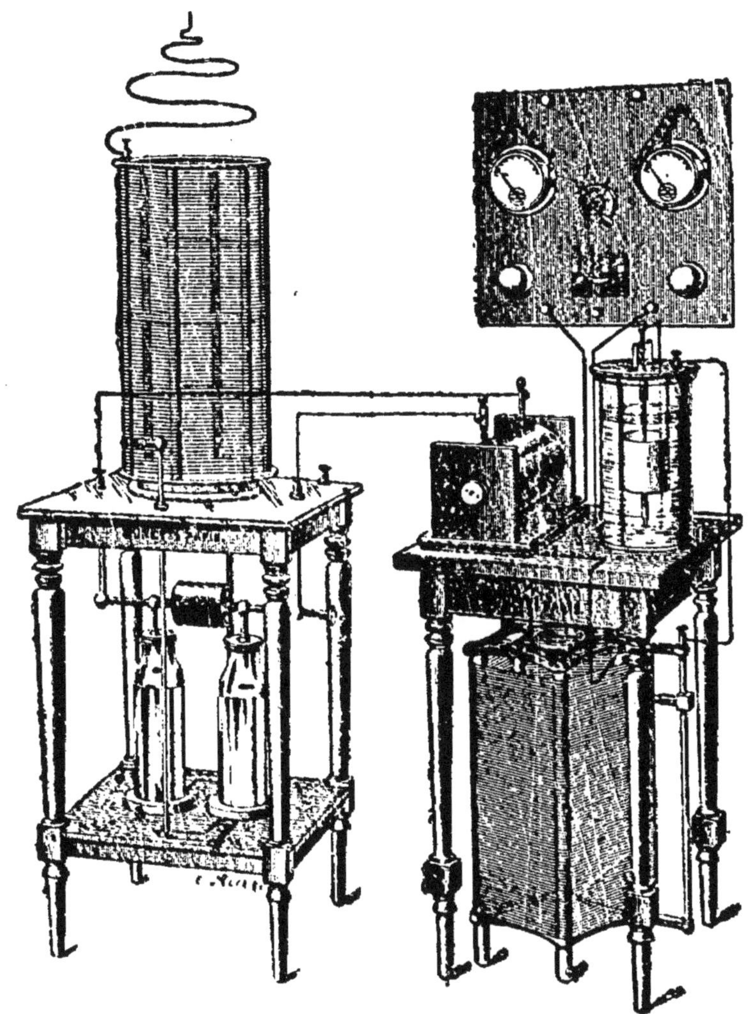

Fig. 20. — Appareils à courants de haute fréquence avec résonateur.

Parmi les nombreuses installations de courants

A. WEIL. — Électrothér.·Gynécol.   6

à haute fréquence, une des meilleures est celle qu'a réalisée M. Bonetti (fig. 20).

Elle permet de n'employer qu'une bobine donnant de dix à douze centimètres d'étincelles, ce qui est un très grand avantage, car les grandes bobines sont d'un prix très élevé. Le trembleur est le trembleur de Wehnelt, qui peut marcher avec 17 accumulateurs, car il demande de 34 à 35 volts, ou avec le courant continu à 110 volts; mais, en ce dernier cas, il faut interposer une grande résistance pour abaisser le voltage jusqu'à celui pour lequel le trembleur de Wehnelt fonctionne le mieux.

Ce trembleur prend 8 à 12 ampères; aussi, si on le fait marcher avec le courant de la ville, est-il nécessaire de brancher, sur la colonne montante, une dérivation qui puisse supporter cet ampérage; cela est d'ailleurs des plus simples à réaliser.

§ 3. — *Procédés d'applications. Graduation. Mesure des courants de haute fréquence.*

Procédés d'applications. — Les courants de hautes fréquences peuvent être employés dans les affections gynécologiques , en applications générales et en applications locales.

En applications générales, on peut employer trois procédés qui ont été indiqués, tous trois, par M. d'Arsonval.

1º La malade peut être reliée à deux spires éloignées du petit solénoïde; pour cela, deux fils, partant de deux spires différentes du petit solénoïde, sont terminés par des poignées que la malade tient à la main. La malade est ainsi dans le circuit même de haute fréquence;

2º Un grand solénoïde, pouvant renfermer la malade, est relié, par ses deux extrémités, à deux spires différentes du petit solénoïde ou directetement avec les deux armatures externes des deux condensateurs. La malade, placée au milieu de cette sorte de cage, est traversée par des courants induits très puissants;

3º Un fil parti d'une spire du petit solénoïde est relié à une armature métallique, placé sous le coussin d'un fauteuil et séparé de ce coussin par une feuille d'ébonite. Un fil relié à une autre spire est fixée à deux poignées métalliques.

La malade se couche sur le coussin et tient les poignées; elle forme ainsi une armature d'un véritable condensateur.

Un grand solénoïde et un lit condensateur se trouvent être ainsi les accessoires de toute installation de grande fréquence.

En applications locales, on peut relier directement une électrode vaginale métallique à l'une des spires du petit solénoïde, alors la malade tient une poignée reliée à une autre spire.

On utilise, bien plutôt, d'ailleurs, l'effluve et

l'étincelle qu'on peut obtenir en employant le résonateur Oudin.

A l'extrémité supérieure du résonateur, on fixe un fil attaché par son autre extrémité, à une tige métallique recouverte de verre (électrode de Oudin), ou à une tige métallique supportant un pinceau de fils fins ; cette électrode a manchon de verre approchée des téguments donne de beaux et longs effluves.

Graduation. — La graduation des courants de haute fréquence peut se faire en diminuant ou en augmentant le nombre des spires du petit solénoïde qui sont reliées soit à la patiente, soit au lit condensateur, soit au grand solénoïde ; on peut aussi, si le générateur est une bobine à trembleur rotatif ou à mercure, faire varier la vitesse du trembleur ; si le générateur est un transformateur à courant alternatif, faire varier l'intensité du courant primaire alternatif ; et enfin en tous les cas faire varier la longueur du déchargeur.

Mesure. — Pour mesurer les courants de haute fréquence, M. d'Arsonval se sert d'un galvanomètre universel (fig. 21), Cet appareil se compose d'un fil métallique, tendu en ligne droite et fixé à ses deux extrémités, qui s'allonge par suite du passage du courant. Cet allongement s'inscrit sur un cadran, grâce à une aiguille que porte le fil en son milieu : ce cadran a été gradué empiriquement.

Dans les applications directes et dans l'emploi

du lit condensateur, on place ce galvanomètre en tension sur les fils qui vont à la malade ; et on a une mesure des ampères qui traversent la patiente.

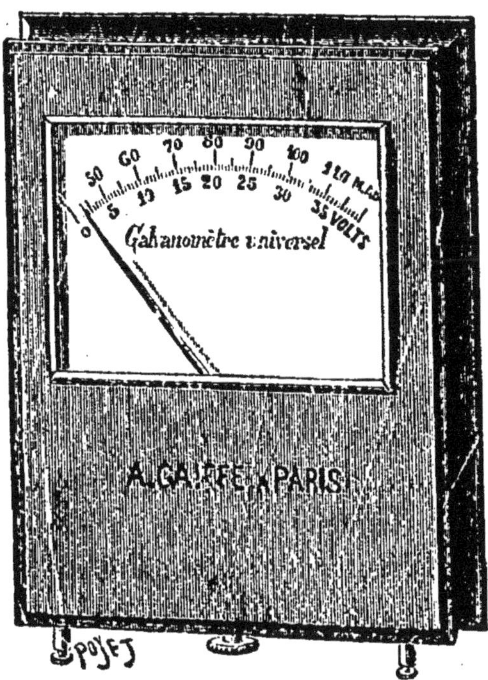

Fig. 21. — Galvanomètre universel.

Dans le cas de l'auto-conduction (grand solénoïde, malade au milieu), on le place en dérivation, comme un voltmètre, sur une ou deux spires du grand solénoïde et on a une indication de la force électromotrice.

§ 4. — *Modes d'action des courants de haute fréquence.*

Les actions physiologiques des courants de haute

fréquence ont été déterminées par M. d'Arsonval.

En applications générales, ces courants n'ont aucune action sur la sensibilité; mais par contre ils ont une très grande influence sur la vie cellulaire et les mouvements du protoplasma; ils impriment une grande activité aux échanges nutritifs; ils agissent comme comburants, excitent et réveillent le système nerveux vaso-moteur et mettent en jeu la contractilité des vaisseaux artériels ou veineux; ils sont le plus puissant modificateur de la nutrition intime des tissus que nous connaissions (d'Arsonval).

En applications locales, ils produisent les mêmes actions, avec moins d'intensité peut-être; mais ils ont en plus des effets locaux énergiques. Si l'on accorde le résonateur avec l'appareil producteur, et si on relie l'électrode à manchon de verre ou à fils métalliques à sa dernière spire, on peut soumettre l'organisme à un effluve local ou à une pluie d'étincelles très facilement supportable.

Cet effluve et ces étincelles déterminent de l'anémie de la peau, puis l'érection des papilles et ensuite une rougeur plus ou moins persistante. En même temps ils atténuent les lésions infectieuses et calment l'irritation du système nerveux périphérique.

§ 5. — *Indications des courants de haute fréquence en gynécologie.*

Le traitement général par les hautes fréquences (auto-conduction, lit condensateur) sera indiqué dans tous les cas où la maladie des organes génitaux est la résultante d'une affection générale, d'un trouble de la nutrition : il peut être employé, dans ces conditions, dans les troubles congestifs utérins, les névralgies ovariennes, les troubles menstruels (aménorrhée, dysménorrhée).

Le traitement local (hystéromètre relié à une spire du petit solénoïde) peut être appliqué avec fruit dans les hyperplasies congestives de l'utérus, comme cela a été fait récemment par M. Doumer.

Le traitement local, par l'effluve ou la pluie d'étincelles, fait merveille dans les affections inflammatoires de la vulve (prurit simple, eczéma, folliculites), dans les chancrelles, dans les ulcérations du col et dans certaines métrites cervicales.

§ 6. — *Technique des applications.*

On commence d'abord par bien établir les connexions des divers appareils. On vérifie les accumulateurs s'il y a lieu; si, avec l'interrupteur de Wehnelt, on emploie le courant de la ville, on règle le rhéostat, placé sur ce courant, de façon à ce que le trembleur fonctionne bien; si on emploie d'autres trembleurs, on règle leur fréquence.

Pour les applications générales, selon la ma-

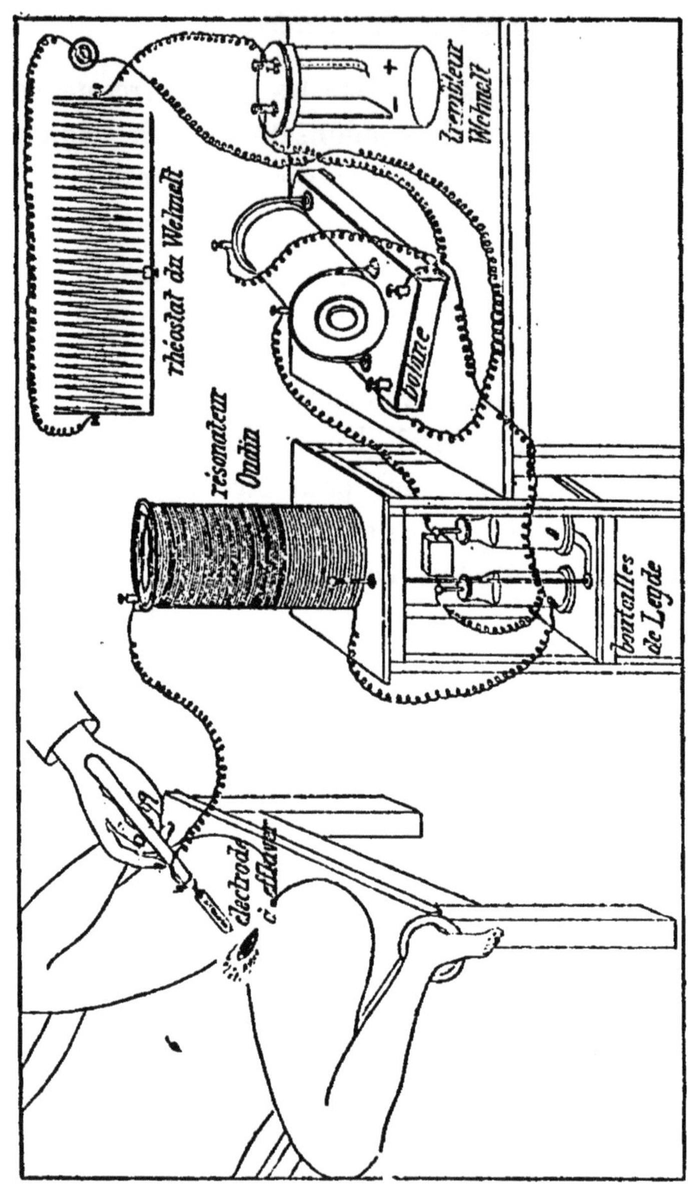

Fig. 22 — Schéma de l'application locale des courants de hautes fréquences en gynécologie.

nière dont on veut faire passer les courants de

haute fréquence à travers la malade, on la prie soit de tenir des poignées reliées aux extrémités du petit solénoïde, soit d'entrer dans le grand solénoïde, soit de se coucher sur le lit condensateur, en prenant en mains les 2 contacts placés à sa portée.

Pour les applications locales de l'effluve du résonateur (fig. 22) la malade se couche sur le lit à spéculum.

Après avoir mis en marche le générateur, et bien établi les contacts, on fixe le fil portant l'électrode, à l'extrémité supérieure du résonateur, on accorde le résonateur en faisant mouvoir le contact mobile le long des spires du solénoïde; on met ensuite l'électrode choisie (celle à manchon de verre ou celle à balais de clinquants) sur la partie malade.

On fait durer la séance dix minutes ou un quart d'heure, ou même plus, selon la nature ou l'étendue des lésions.

CHAPITRE VII

LES COURANTS STATIQUES EN GYNÉCOLOGIE

§ Ier. — *Mode de production des courants statiques.*

Définition. — Les machines statiques sont des appareils pouvant développer des différences de potentiel extrêmement considérables, entre deux surfaces, qu'on appelle les pôles de la machine.

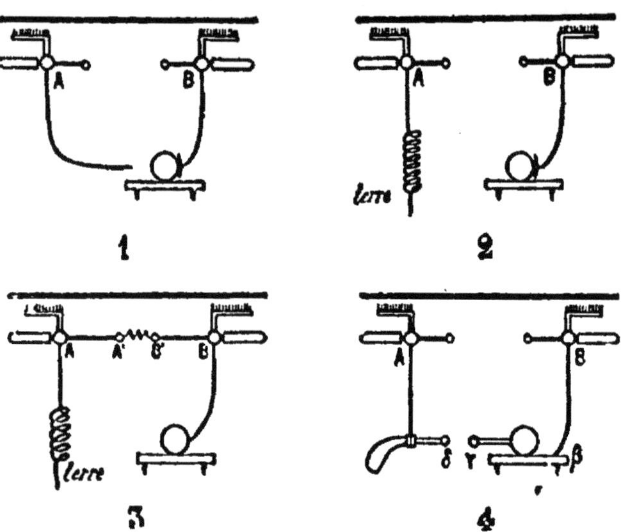

Fig. 23. — Mode de production des courants statiques.

Différenciation des divers courants statiques (fig. 23). — Soient A et B ces deux pôles : si l'on réunit ces deux pôles par un circuit métallique, dans lequel est placé le sujet, ce sujet sera traversé par un courant dont la nature varie avec la manière de fermer le circuit et avec les lacunes qu'il peut présenter.

Si le sujet tient simplement dans chaque main des chaînes suspendues à A et à B, aucun courant ne le traverse, car A et B sont réunis alors par un circuit non interrompu et se trouvent au même potentiel : la machine est déchargée.

Si le sujet est placé sur un tabouret à pieds de verre relié à B et si on approche de lui, suffisamment, une électrode reliée à A, on aura, selon sa nature, entre elle et le sujet, une étincelle ou un effluve (fig. 23, n° 1). A chaque étincelle entre le sujet et l'électrode, la machine se trouve déchargée ; mais la cause génératrice de la différence des potentiels persistant, cette différence se reproduit constamment entre A et B et une suite ininterrompue d'étincelles éclate ainsi entre le sujet et l'électrode ; le malade est le siège des variations successives de potentiels. — Si, au lieu d'être soumis à l'étincelle, le malade est soumis à l'effluve, l'égalisation des potentiels se fait d'une façon plus douce ; le malade est soumis *à la douche électrique.*

Au lieu de fixer directement l'électrode effluvante à A, on peut relier A à la terre et fixer l'électrode à une prise de terre ; le malade se trouve toujours dans un circuit analogue au précédent ; il subit la douche : on n'a fait qu'intercaler dans ce circuit une grande résistance, la terre.

Si on relie A à la terre et si le malade, placé sur le tabouret à pieds de verre, est relié à B, le courant ne passe pas, mais le malade est chargé au potentiel de B : il subit *un bain statique* (fig. 23, n° 2).

Si le malade et les chaînes de la machine sont placés dans les positions du bain statique; si la chaîne de liaison avec le pôle B est placée sur le tégument en rapport avec un groupe de muscles, et si deux tiges métalliques à glissière dans les pôles A et B permettent de rapprocher suffisamment A' et B' pour que l'égalisation des potentiels puisse se faire par ce chemin A'B', sous forme d'étincelles, à chaque étincelle le malade subit des variations potentielles; et les muscles en contact avec l'électrode reliée à B entrent en contraction (fig. 23, n° 3).

Si l'on regarde ce schéma n° 3, on voit qu'il équivaut au schéma n° 1, dans le cas où l'étincelle éclate entre le malade et l'électrode; seulement dans le schéma n° 3, le malade a la contraction musculaire sans la douleur de l'étincelle; et si de plus en A'B' éclate une suite ininterrompue d'étincelles, le malade éprouve une suite de contractions musculaires analogues, mais non identiques à celles que produit la faradisation.

Si les pôles A et B sont éloignés à leur position extrême, si le malade isolé sur le tabouret est relié

au pôle B, si l'électrode appliquée sur les téguments est reliée au pôle A par une chaîne présentant en un point une solution de continuité $\gamma\delta$,
en réalité on a deux chaînes à deux potentiels
différents, la chaîne Aδ et la chaîne B$\beta\gamma$. Si
δ et γ sont suffisamment rapprochés, l'étincelle
éclate entre eux; et le malade est soumis de nouveau à une série de variations potentielles; il subit
des contractions musculaires sans que la douleur
de l'étincelle vienne s'y ajouter (fig. 23, n° 4).

Ce schéma 4 peut à la rigueur être réalisé sans
isoler le malade; il suffit de bien isoler la chaîne
δ A.

De même le malade étant isolé et relié à B, on
peut intercaler la terre dans le circuit Aδ, c'est-à-
dire relier A à la terre et δ à une prise de terre;
quand, entre γ et δ, l'étincelle éclate, le malade subit une contraction musculaire.

L'utilisation thérapeutique des deux derniers
modes de production du courant statique (fig. 23,
schémas 3 et 4) est due à M. Morton.

§ 2. — *Appareils statiques.*

Machines statiques. — Tout le monde
connaît la machine de Ramsden, qui fut longtemps
la seule machine statique; mais cette machine,
comme toutes celles de sa catégorie, ne peut être
utilisée en électrothérapie, car elle est à frottement

et nécessite un grand travail mécanique pour pouvoir être actionnée.

Pour les usages médicaux, on ne peut utiliser que des machines à influence. Parmi les meilleures, sont celles de Wimshurst, modifiées par Bonetti, sous l'inspiration du Dr Truchot.

Alors que les machines Wimshurst sont à secteurs d'étain, fixés sur les plateaux, les machines Bonetti sont sans secteurs et à conducteurs diamétraux munis de plusieurs balais. Elles sont de deux types, à plateaux et à cylindres; mais leur principe est le même.

Elles se composent de paires de plateaux ou de cylindres d'ébonite tournant en sens inverse entre des balais et des peignes, si bien que les deux peignes finissent par avoir une énorme différence de potentiel : ces peignes sont supportés par deux cylindres de métal munis chacun d'une tige surmontée d'une boule : ces deux boules sont *les pôles*.

M. Bonetti construit des machines de diverses grandeurs. Une des plus puissantes est certes la machine à cylindres; mais pour les usages habituels, des machines à quatre ou plutôt à six plateaux de 55 centimètres, — ces dernières sont plus robustes, — conviennent parfaitement (fig. 24).

Ces machines possèdent à un très haut degré ces deux qualités indispensables à toute machine médicale : un grand débit et une grande différence de potentiel entre les pôles pendant le fonctionne-

ment ; comme on peut s'en assurer par des mesures assez faciles.

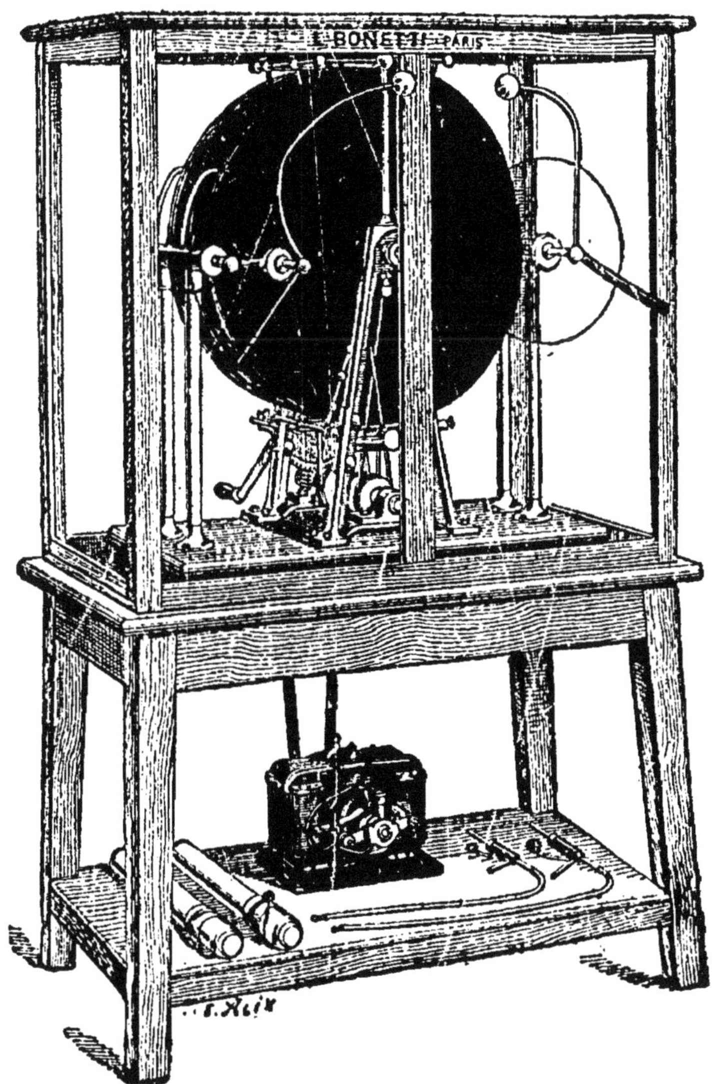

Fig. 24. — Machine statique avec moteur.

Le débit, ou la quantité d'électricité fournie

pendant l'unité du temps, peut être mesurée, ainsi que l'a indiqué M. d'Arsonval, en terminant par une pointe un pôle de la machine, et en plaçant en regard un anémomètre : le vent électrique fait tourner l'anémomètre à une grande vitesse : de l'intensité du vent on peut déduire le débit.

On peut aussi employer l'appareil bien connu en physique, la bouteille de Leyde, et du nombre d'étincelles en un temps donné tirer cette même mesure.

La *différence du potentiel* est proportionnelle à la longueur de l'étincelle qu'on peut produire entre les pôles; comme MM. Baille et Blondlot ont dressé des tables donnant ces relations, il suffit de les consulter pour connaître cette grandeur.

Mise en marche, entretien et démontage des machines statiques. — Pour mettre en marche la machine sans secteurs, il suffit de poser un instant le doigt, très sec ou enduit d'or mussif, au sommet d'un des disques, dans l'angle aigu des deux conducteurs diamétraux, portant des balais de part et d'autre des plateaux : le pôle positif, celui au plus haut potentiel, va se fixer sur le peigne correspondant au sens de la rotation du plateau amorcé, et s'y maintient tant qu'on n'amorce pas la machine en sens inverse : aussi cette machine est-elle *ininversible*, ce qui est fort avantageux dans la pratique. On peut s'en assurer en déterminant la nature du pôle par le procédé suivant : on approche d'un des

pôles en fonctionnement une boule métallique et
l'on observe la couleur de l'aigrette qui jaillit : le
côté où se trouve le point le plus brillant correspond au pôle positif.

Le bon entretien des machines statiques est
essentiel, si l'on ne veut avoir de mécomptes. Il est
bon de les tenir dans un endroit bien sec, de les
faire fonctionner journellement, et quand on s'en
est servi d'essuyer aussi bien les pièces métalliques
que les plateaux. Un bon nettoyage des plateaux
consiste à les faire tourner à grande vitesse, devant une règle plate recouverte de plusieurs épaisseurs de flanelle : le frottement enlève complètement les poussières.

Malgré les soins les plus minutieux, il est nécessaire de démonter les machines de temps en
temps, pour passer les plateaux à l'alcool et grais-
ser de nouveau les arbres. Il faut bien étudier la
position respective des pièces pour qu'on puisse
les remonter facilement. Il faut surtout se rappeler
que les balais doivent être placés sur les conducteurs de façon à ce que le sens de la rotation des
plateaux soit celui qui va des peignes aux balais
les plus rapprochés de ces peignes.

De temps en temps on peut être obligé de re-
tendre les courroies ; c'est un petit ennui. Aussi
serait-il souhaitable que les machines statiques
fonctionnent avec des chaînes et des roulements à
billes.

Moteurs. — Il est infiniment préférable d'actionner les machines statiques par un moteur que par les bras d'un domestique; outre que, faire fonctionner ainsi une machine à 6 plateaux, est fort fatigant, un homme ne peut ni donner assez de vitesse ni surtout assez de régularité. De petites dynamos, de 10 à 25 kilogrammètres, permettent au contraire une grande vitesse et par suite un fort débit. Si l'on possède une prise sur le courant à 110 volts de la ville, on actionne le moteur avec ce courant : des rhéostats, interposés sur le trajet des fils qui le portent, permettent de le graduer ; et par leur échauffement, ils dessèchent l'air et facilitent le bon fonctionnement des machines.

On peut de plus, par un commutateur spécial, placer tantôt les enroulements des anneaux inducteurs, en série ou en dérivation sur le courant principal, et ainsi donner d'emblée une grande ou une moindre vitesse au moteur.

Si l'on ne peut user du courant de la ville, on actionne le moteur avec 4 ou 8 accumulateurs.

Autres appareils nécessaires pour les applications. — Les autres appareils nécessaires pour les applications sont des chaînes, des tiges conductrices, des disques à pointes, à boules, etc., etc., une chaise à angles arrondis, un support isolant pour électrodes diverses, un tabouret à pied de verre.

Pour les applications locales gynécologiques, il faut de plus faire reposer les pieds en chêne du lit à spéculum sur des isoloirs de verre placés eux-mêmes au-dessus de carrés de caoutchouc.

§ 3. — *Procédés d'application des courants statiques en gynécologie.*

Les courants statiques peuvent être employés dans les maladies de femmes en applications générales (bain, douche), ou en applications locales (effluve sur les organes génitaux, étincelles sur les téguments ou franklinisation interrompue avec une électrode métallique vaginale par exemple). L'effluve ou l'étincelle se font selon le schéma 1 de la figure 23 ; le courant franklinique suivant les schémas 3 ou 4 de la même figure.

§ 4. — *Modes d'action des courants statiques.*

Les modes d'action diffèrent selon que l'on applique à l'organisme l'étincelle, l'effluve, le bain ou les courants frankliniques interrompus.

Les effets de l'étincelle et de l'effluve ont été fort bien étudiés par M. Bordier (1). Cet auteur a vu que les étincelles déterminent une élévation de température aux points frappés, une action vasoconstrictive suivie d'une action vaso-dilatatrice, quelquefois même une véritable brûlure ; et que ces effets étaient plus importants avec les étincelles positives qu'avec les négatives.

(1) Bordier, *Archives d'électricité médicale*, 1894, p. 506.

Les phénomènes moteurs sont au contraire plus importants avec les étincelles négatives qu'avec les étincelles positives.

Quand l'étincelle est médiate, c'est-à-dire dans le cas des schémas 3 et 4 de la figure 23, il se produit également des contractions musculaires qui sont soumises aux deux lois suivantes :

1° La grandeur de la contraction musculaire est directement proportionnelle au carré de la longueur des étincelles;

2° L'énergie de la secousse est proportionnelle au diamètre des excitateurs.

Si l'on répète un très grand nombre de fois, par seconde, les étincelles médiates, on soumet l'organisme à un courant franklinique et on a un véritable tétanos.

Selon Morton, les effets du courant franklinique, des schémas 3 et 4 de la figure 23, sont des plus analgésiants.

Le souffle négatif est plus dense que le souffle positif; et son intensité mesurée à l'anémomètre est plus grande. Il produit un abaissement de température plus considérable que celui produit par le souffle positif; et cet abaissement ne se dissipe que longtemps après sa cessation. Souffle négatif et souffle positif ont, au reste, une action sédative des plus manifestes.

Les effets du bain ont été étudiés par M. Truchot sur lui-même. Il a constaté, sous son influence, une accélération du pouls, une augmentation de la température, un accroissement de la force musculaire mesurée au dynamomètre, une exagération des combustions suivie d'un abaissement du coefficient d'oxydation, si l'on en fait un usage immodéré. Il faut noter aussi l'apaisement nerveux que ce mode d'électrisation détermine.

§ 5. — *Indications des courants statiques en gynécologie.*

Le bain, la douche doivent être employés comme calmants dans toutes les affections gynécologiques qui sont accompagnées de troubles nerveux généraux; ce sont en ces cas d'excellents adjuvants du traitement local.

Localement on peut employer l'effluvation, les étincelles ou le courant franklinique interrompu (schémas 3 et 4 de la fig. 23).

L'effluve peut être employé dans les folliculites, les eczémas, les furonculoses, les prurits; mais son utilisation est moins facile que celle de l'effluve de haute fréquence ou de l'effluve statique induit, dont je parlerai dans le chapitre suivant.

Le courant franklinique interrompu peut être employé avec une électrode vaginale pour calmer les ovaralgies, les névralgies pelviennes.

§ 6. — *Technique des applications.*

Pour les applications générales, la malade se

7.

place tout habillée sur le tabouret relié au pôle positif en général.

On relie l'autre pôle à la terre, si l'on veut donner le bain.

Si l'on veut donner la douche, on peut relier directement cet autre pôle au disque effluvant ou relier ce pôle et ce disque séparément à la terre.

Puis on fait fonctionner la machine statique, en mettant en service le moteur et en réglant la vitesse avec les rhéostats. On place un doigt sec ou recouvert d'or mussif dans l'angle aigu de deux conducteurs diamétraux jusqu'à ce que la machine soit amorcée : si l'on prend la précaution d'amorcer la machine toujours au même endroit, dans une machine sans secteurs les pôles se distribuent toujours d'une façon identique ; et l'on sait toujours quel est le pôle positif, quel est le pôle négatif. Dans mon cabinet j'amorce toujours ma machine Bonetti à quatre plateaux en plaçant mon doigt sur la surface centrale du troisième plateau (si j'appelle premier plateau, le plateau le plus rapproché des boules polaires). Dans ces conditions, si l'on regarde la machine en se plaçant devant les boules polaires, le pôle négatif est à gauche, le pôle positif à droite.

Quand la machine est amorcée, on donne aux boules polaires l'écartement maximum.

Pour les applications locales, on prie la malade de se coucher sur le lit à spéculum convenablement isolé ; on met un pôle de la machine à la terre ;

on munit une chaîne reliée à l'autre pôle, d'une

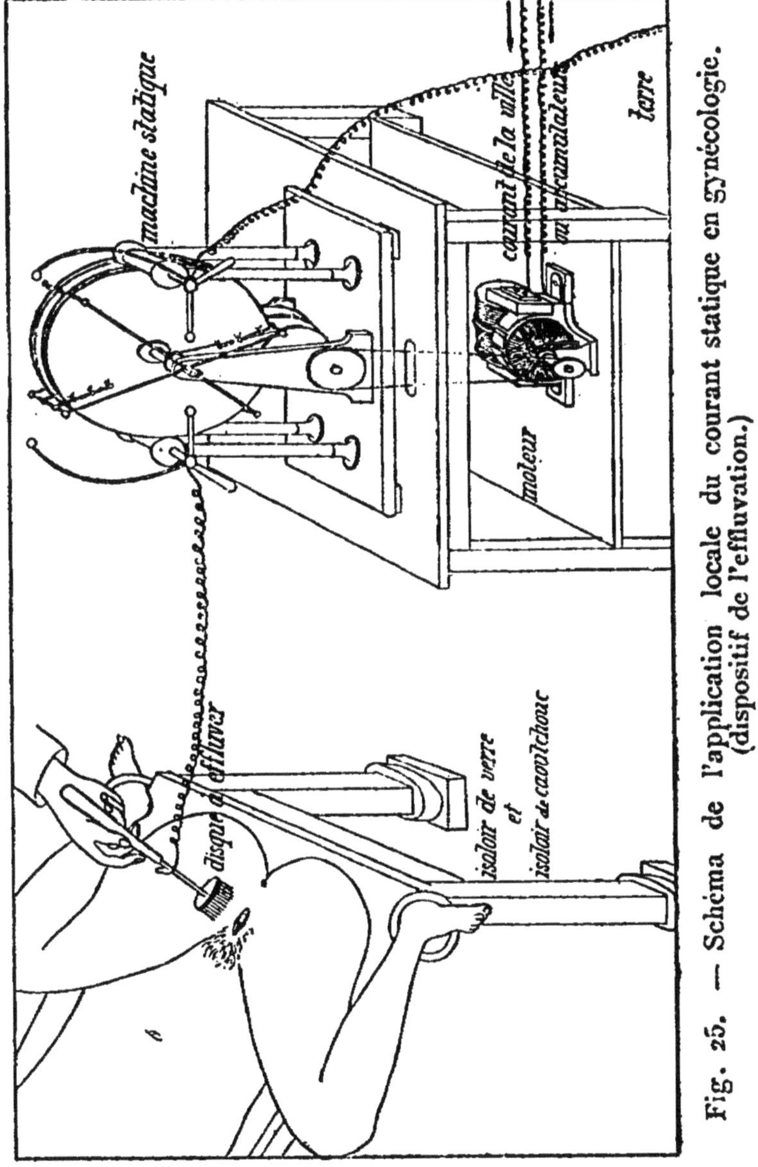

Fig. 25. — Schéma de l'application locale du courant statique en gynécologie. (dispositif de l'effluvation.)

pointe portée par un manche isolant (fig. 25), on

met le moteur en marche et une fois la machine amorcée, on pratique l'effluvation en approchant cette pointe de la vulve.

Si l'on veut employer le courant franklinique interrompu (schémas 3 ou 4 de la fig. 23) on prie également la malade de s'étendre sur le lit à spéculum ; on place l'électrode vaginale (elle est constituée en général par une boule métallique portée par un manche isolant) ; on la relie à un des pôles de la machine alors que l'autre est à la terre (schéma 3) ; ou bien on relie le lit à un pôle ; et l'autre pôle à l'électrode, mais sur son trajet on interpose un détonateur à boules (schéma 4).

Pour arrêter la machine, il est bon, si on lui avait donné une grande vitesse, de redonner aux rhéostats leur résistance maximum et seulement ensuite d'interrompre le courant : on risque moins ainsi d'abîmer le moteur.

# CHAPITRE VIII

LES COURANTS STATIQUES INDUITS EN GYNÉCOLOGIE

§ 1er. — *Définition, sources, propriétés physiques, graduation des courants statiques induits.*

Définition. — Le courant statique induit est le courant qui se produit dans un circuit très résistant reliant les armatures externes de deux condensateurs suspendus aux deux pôles d'une machine statique, alors qu'une série d'étincelles éclate entre les deux conducteurs reliés à leurs armatures internes.

Pour utiliser ce courant, on pourrait intercaler le patient isolé ou non dans une chaîne reliant les deux armatures externes des deux condensateurs. Mais à chaque étincelle polaire correspondrait une décharge trop forte à travers le corps du sujet et l'application serait difficilement supportable. Un moyen plus pratique consiste, alors qu'une succession ininterrompue d'étincelles éclate entre les boules polaires, à relier la chaîne de l'armature externe d'un des condensateurs à une électrode convenable en contact avec la région du patient non isolé sur laquelle on veut agir et à mettre la

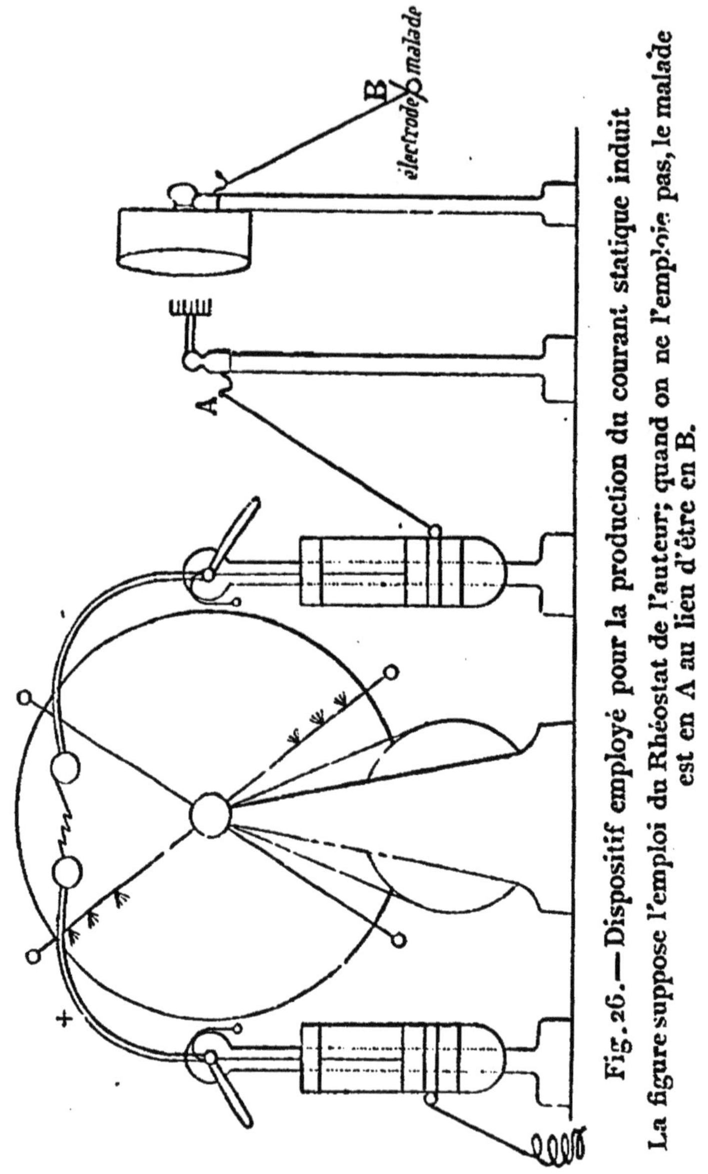

Fig. 26.—Dispositif employé pour la production du courant statique induit.
La figure suppose l'emploi du Rhéostat de l'auteur; quand on ne l'emploie pas, le malade est en A au lieu d'être en B.

chaîne de l'autre condensateur à la terre, soit par une conduite d'eau, soit par toute autre canalisation (fig. 26). On a ainsi deux courants à sa disposition ; suivant qu'on relie au sol la chaîne du condensateur suspendu au pôle positif ou la chaîne du condensateur suspendu au pôle négatif; et par suite on peut appliquer l'un ou l'autre au corps humain.

Propriétés physiques. — Ces courants sont des courants analogues à ceux de MM. d'Arsonval et Tesla. « Mais dans les courants de M. Tesla, » comme dit M. Leduc (1), « la tension étant obtenue par la rapidité des alternances, ces deux grandeurs, nombre des alternances et tension, varient toujours dans le même sens, tandis que dans les [courants produits par les machines statiques, lorsque s'écartent les boules des excitateurs la tension augmente et le nombre des alternances diminue, ces deux grandeurs variant en sens inverse l'une de l'autre. »

Les propriétés du courant développé dans la chaîne du condensateur suspendu au pôle négatif, alors que la chaîne de l'autre est au sol, courant qu'on peut appeler par prétérition *courant négatif*, sont dissemblables de celles du courant positif, ainsi que je l'ai indiqué le premier. (Société de Médecine de Paris, 28 janvier 1899.)

L'effluve du courant positif n'est pas très important. Si l'électrode placée au voisinage des tégu

(1) Leduc. Courants alternatifs de haute tension. Comptes rendus de la Société de physique et de la Société de biologie, 1893, in *Gazette médicale de Nantes*, 1894.

ments est un disque à effluver, chaque pointe, quand la machine fonctionne, est le sommet d'un petit cône bleu formé de minces aigrettes extrêmement fines ne se prolongeant que sur une petite longueur; et si la chaîne, qui relie l'électrode à l'armature externe du condensateur, est une simple chaîne métallique formée d'anneaux de cuivre non recouverts de substance isolante, elle paraît brillante et formée de maillons de feu.

L'effluve du courant négatif est au contraire d'une grande beauté et absolument comparable, pour une distance convenable des boules polaires, à celui qu'on obtient avec les courants de M. d'Arsonval dont on a élevé la tension à l'aide du résonateur de M. Oudin. De la même électrode à effluver, reliée à la chaîne négative et dirigée vers le sujet, s'échappe avec bruit un effluve violet extrêmement puissant formé d'aigrettes longues et divergentes : aigrettes très touffues, tel un véritable bouquet. La chaîne elle-même émet sur toute sa longueur de beaux effluves serrés de plusieurs centimètres de largeur en tous sens.

Les étincelles produites entre les téguments et les chaînes des condensateurs sont aussi complètement différentes suivant la polarité de la chaîne mise au sol.

Si le disque à pointes est relié à la chaîne de l'armature externe du condensateur suspendu au pôle négatif, si ce disque est placé à plusieurs centimètres de la peau, la région est effluvée;

mais si l'on rapproche assez les téguments du disque, de fines étincelles éclatent entre eux et les pointes métalliques, étincelles fines assez facilement supportables. Au contraire, si le disque était relié à la chaîne de l'armature externe du condensateur suspendu au pôle positif, pour peu que les téguments coupent les cônes d'aigrettes à une distance trop rapprochée des pointes, de vives étincelles éclatent et produisent une assez forte douleur. On peut conclure que l'étincelle tirée de la chaîne positive est bien plus douloureuse que celle tirée de la chaîne négative.

De même les contractions musculaires déterminées par un excitateur fixé à la chaîne positive sont bien plus insupportables que lorsque l'excitateur est relié à la chaîne négative. En ce dernier cas, si, par une technique quelconque, on a pu épargner au malade la douleur due à l'étincelle qui se produit au moment du contact de l'électrode et de la surface tégumentaire, on peut avoir de belles contractions musculaires parfaitement indolores.

Aussi ne doit-on se servir en thérapeutique, pour le moment, que du courant et de l'effluve appelés par moi négatifs.

Graduation. — Pour graduer les courants statiques induits, on peut faire varier la grandeur de l'étincelle polaire et la vitesse des plateaux : on modifie ainsi la grandeur et le nombre des alternances ; mais en employant ces procédés on ne peut utiliser les courants statiques induits qu'au voisinage des machines génératrices; pour pouvoir les utiliser loin des appareils producteurs, on se sert du rhéostat que j'ai présenté à la Société Française d'électrothérapie le 18 mai 1899, et qu'on place

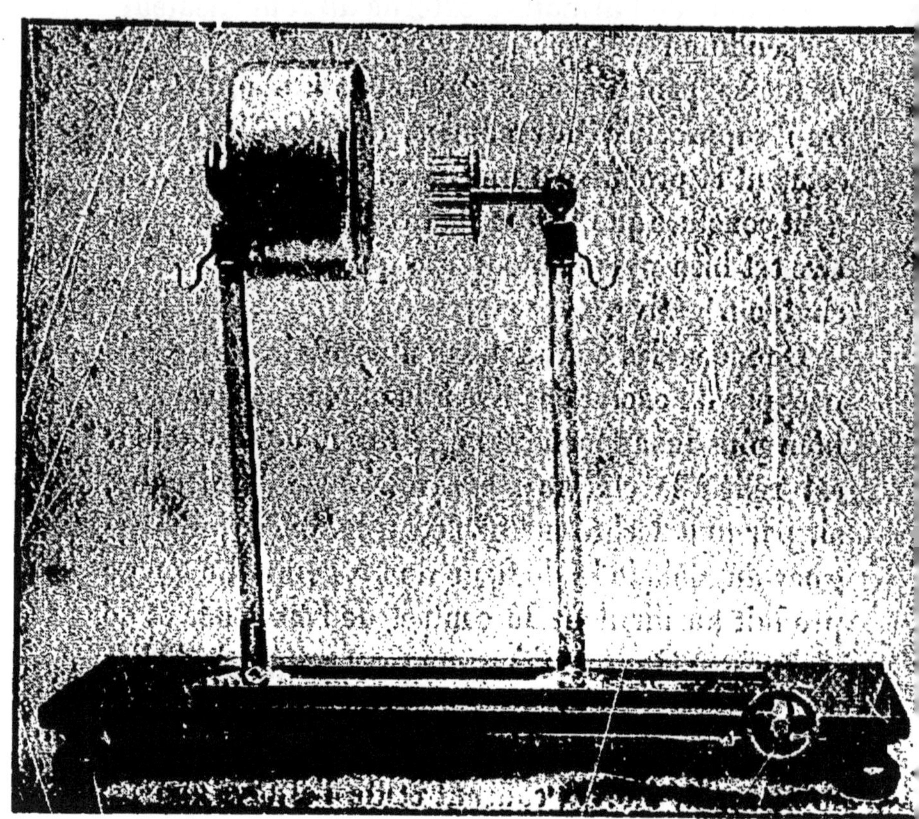

Fig. 27. — Rhéostat de l'auteur pour le courant statique induit.

en un point de la chaîne de l'armature externe du condensateur suspendu au pôle négatif (fig. 27).

Rhéostat de l'auteur. — Ce rhéostat agit comme tous les rhéostats, par l'introduction d'une grande résistance dans le circuit, résistance qui se trouve constituée par une épaisseur variable d'air et par une lame de verre. Il utilise la propagation, autour d'un conducteur à pointes multiples relié à l'armature externe du condensateur suspendu au pôle négatif, d'ondes électriques sous forme d'effluves touffus et divergents.

Il se compose d'un disque métallique vertical de 8 centimètres 1/2 de diamètre muni de pointes métalliques dirigées horizontalement. Ce disque est fixé à l'extrémité d'une tige métallique de 6 centimètres 1/2, attachée à angle droit sur une pièce métallique qui emboîte l'extrémité supérieure d'une colonne de verre pleine. Cette virole porte un crochet où l'on peut fixer la chaîne qui va à l'armature externe du condensateur suspendu au pôle négatif; ce disque et cette colonne sont mobiles sur une planchette de bois.

Sur cette planchette est fixée une autre colonne de verre de même hauteur que la précédente : cette colonne de verre porte à son extrémité supérieure une fourche métallique sur laquelle vient se placer le bouton d'une cloche de verre de 20 centimètres de diamètre, 10 de profondeur, recouverte extérieurement de papier d'étain jusqu'à un centimètre de sa circonférence limite. La fourche métallique est munie d'un crochet où l'on attache la chaîne reliée à l'électrode placée sur le patient ou auprès de ses téguments.

La cloche et le disque à pointes sont dirigés l'un

avec l'autre et sont parfaitement centrés. La colonne mobile peut se mouvoir en face de la colonne fixe, grâce à un pignon et à une roue à crémaillère, de telle sorte que le disque à pointes peut pénétrer dans la cloche, au point que ses pointes en touchent le fond, et peut être éloigné à l'extrémité opposée de la tablette.

La colonné mobile, de plus, est munie à sa base d'un style qui se déplace sur une graduation : le zéro de cette graduation correspond au point de la réglette métallique qui se trouve en face du style, quand la colonne mobile est assez rapprochée de la colonne fixe pour que ses pointes en touchent le fond. A partir de ce zéro, en s'éloignant de la colonne fixe, la réglette métallique est graduée de centimètre en centimètre.

Machines génératrices. — Ce rhéostat peut être employé avec les machines Bonetti à quatre ou à six plateaux. Toute machine à débit considérable qui peut donner des étincelles suffisantes et qui n'est pas susceptible de s'inverser pendant le fonctionnement convient. Mais il est essentiel que la mise en marche soit obtenue avec un moteur assez puissant pour donner au moins 7 à 8oo tours à la minute.

Les deux condensateurs sont des bouteilles de Leyde accrochées aux deux pôles; on pourrait utiliser des condensateurs à capacité variable; mais cela n'est pas nécessaire; le tout est de posséder des condensateurs de capacité fixe bien accordés avec les machines pour la production des courants statiques induits.

Une remarque est à faire : plus des condensateurs ont servi, — sans qu'ils se soient rompus, — à la production des courants statiques induits, plus ils sont aptes à donner, dans les chaînes de leurs armatures externes, de beaux et longs effluves.

Une machine statique donne son courant statique induit maximum quand les boules polaires ont la distance limite qui, avec la vitesse maximum des plateaux, donne un flux ininterrompu d'étincelles : avec une machine statique à 4 plateaux de 45 centimètres, j'obtiens le courant le plus puissant, en donnant à l'étincelle polaire une longueur de 20 à 22 centimètres et en imprimant aux plateaux une vitesse de 7 à 800 tours à la minute.

§ 2. — *Procédés d'application des courants statiques induits en gynécologie.*

On peut appliquer en gynécologie l'effluve et le courant lui-même en mettant un conducteur métallique en contact avec les muqueuses. Jusqu'à présent j'ai surtout employé l'effluve et l'étincelle; pour cela j'ai fait construire par M. Ducretet une électrode qui me permet d'user du statique induit aussi bien dans le vagin que sur le col et dans l'utérus.

Electrode de l'auteur. — Cet excitateur

(fig. 28) se compose d'une tige d'ébonite T, traversée
par le fil conducteur et graduée depuis l'extrémité
où l'on fixe le fil qui amène le courant, de demi-
centimètre en demi-centimètre; à l'autre extrémité,
se trouve un pas de vis sur lequel on peut visser
l'électrode active, un petit disque à pointes E, une

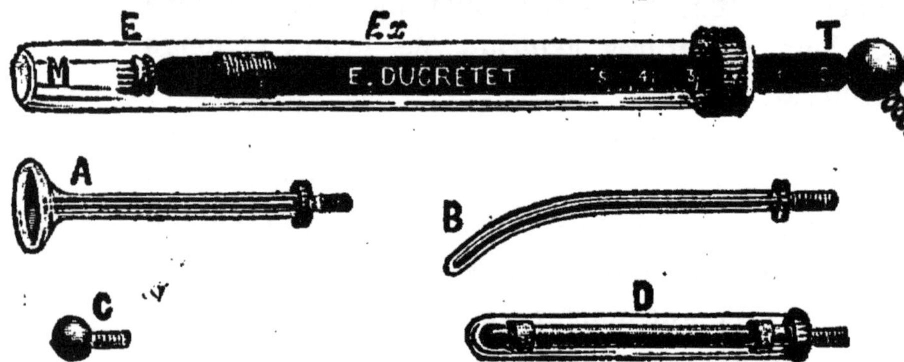

Fig. 28. — Électrode à fourreau de l'auteur pour les applications du courant statique induit.

boule C, un disque de cuivre recouvert de verre A,
un hystéromètre de cuivre à manchon de verre B,
ou enfin un tube de cuivre à manchon de verre D.

Sur la tige d'ébonite glisse à frottement doux
un tube de verre épais M qu'on peut faire affleurer
à l'extrémité du disque à pointes par exemple, si
c'est lui qu'on a fixé à la tige d'ébonite; l'extrémité opposée, qui est recouverte d'un chapeau d'é-
bonite, se trouve alors au zéro de la graduation; si
on retire le manchon d'ébonite, le disque à pointes
pénètre dans le manchon de verre et la graduation
permet de lire sa distance à l'extrémité libre de ce
manchon.

Même en donnant à la machine statique une très grande étincelle polaire, on peut facilement tenir ce manchon à la main — l'isolement est très suffisant — et mettre ainsi le col ou la muqueuse utérine par exemple en contact avec l'électrode active, car tout l'instrument est d'un diamètre inférieur à celui d'un spéculum Fergusson moyen.

§ 3. — *Modes d'action.*

Les courants statiques induits ont une action analogue à celle des courants de haute fréquence ; mais ils ont en plus un action motrice : ce qui fait qu'ils peuvent opérer un véritable massage profond.

L'effluvation ou les étincelles produisent elles-mêmes une trémulation de la région traitée ; elles déterminent en plus des phénomènes vasomoteurs, analgésiants et révulsifs ; elles ont pour conséquence une rougeur de la partie qui leur a été soumise, une modification des sécrétions pathologiques suivie bientôt de leur arrêt, en même temps qu'une sédation des phénomènes réactionnels sensitifs dont l'affection est la cause.

§ 4. — *Indications des applications des courants statiques induits en gynécologie.*

Jusqu'à présent j'ai traité dix malades par ce procédé que j'ai été le premier à employer (1).

(1) Albert-Weil. Communications à la Société de Médecine

J'ai pu guérir un prurit vulvaire, deux vulvites et vaginites, trois ectropions du col et deux métrites cervicales avec ulcération.

Je crois que l'effluve statique induit est le procédé de choix dans toutes les affections inflammatoires ou microbiennes des premières voies génitales.

§ 5. — *Technique des applications.*

La chaîne de l'armature externe du condensateur suspendu au pôle positif de la machine statique est menée au sol; la chaîne de l'armature externe du condensateur suspendu au pôle négatif est reliée au crochet du disque à pointes du rhéostat.

On éloigne le plus possible la colonne supportant la cloche; on attache mon électrode à fourreau de verre à une chaîne reliée au crochet en contact avec le revêtement d'étain de la cloche, après avoir vissé à l'extrémité de cette électrode la partie active que l'on veut employer. Puis on met en marche le moteur qui actionne la machine statique; on écarte les boules polaires de façon à avoir l'étincelle maxima (20 à 22 centimètres avec une machine à 4 plateaux et une vitesse de 700 tours).

La malade se couche sur le lit à spéculum non isolé (fig. 29); on place l'électrode sur la vulve ou dans la cavité vaginale ou utérine; puis on

de Paris (28 janvier 1899) et au Congrès de Boulogne (18 septembre 1899).

rapproche la pièce mobile du rhéostat de la pièce

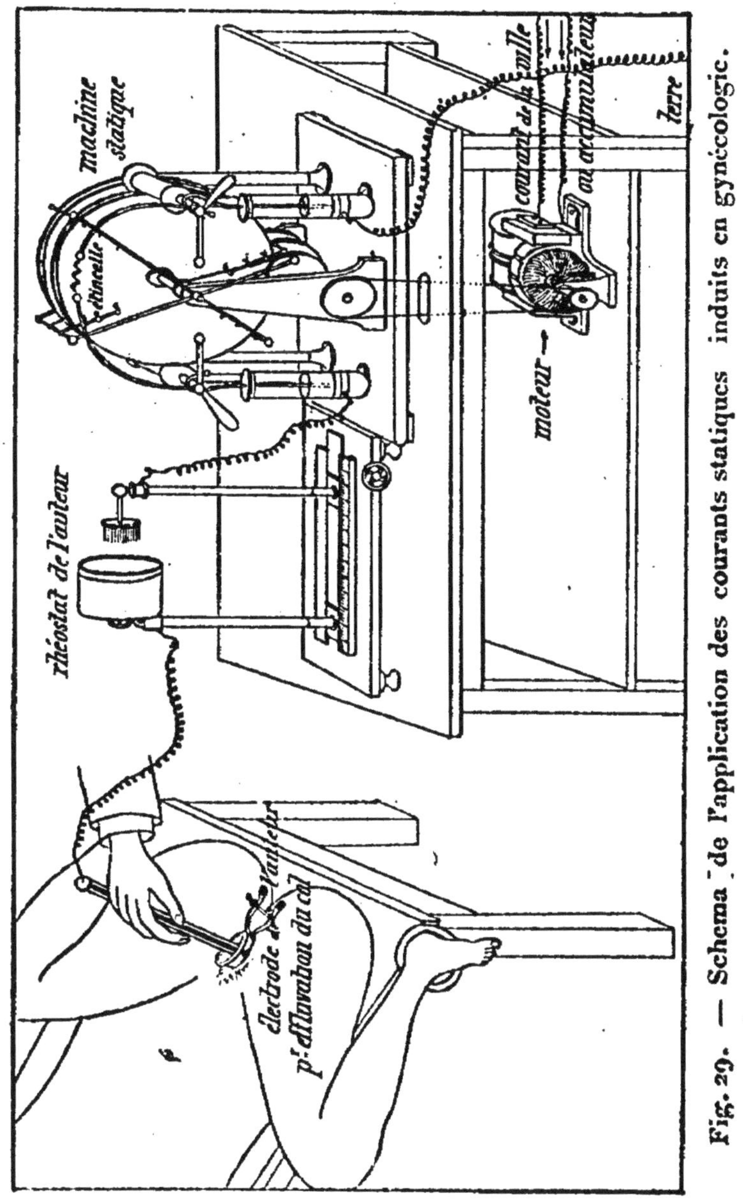

Fig. 29. — Schema de l'application des courants statiques induits en gynécologie.

fixe jusqu'à l'obtention de l'effet désiré, un effluve

beau et supportable, de fines étincelles ou une contraction musculaire.

On fait durer la séance dix minutes ou un quart d'heure, selon le cas, en maintenant, pendant tout ce temps, l'électrode avec la main, la rapprochant, l'éloignant selon les indications particulières à chaque cas.

Dans mon cabinet j'ai suspendu un anneau, — avec une cordelette de coton fixée au plafond — juste au-dessus de la partie antérieure du lit à spéculum : j'y ai passé la chaîne venant de la cloche qui porte l'électrode : on peut ainsi facilement maintenir cette dernière en place sans que le médecin ou la malade soient touchés par la chaîne métallique.

DEUXIÈME PARTIE

MALADIES
AUXQUELLES L'ÉLECTRICITÉ EST APPLICABLE
SOIT COMME MOYEN DE TRAITEMENT,
SOIT COMME MOYEN DE DIAGNOSTIC

CHAPITRE PREMIER

MALADIES INFLAMMATOIRES ET MICROBIENNES

L'on connaît les diverses modalités de l'énergie qui constituent les armes du médecin électricien, leur mode d'action et les procédés généraux qui règlent leur emploi.

Il faut maintenant examiner chaque affection des voies génitales susceptible d'une intervention électrique, décrire la nature de cette intervention, sa technique et sa durée.

Dans un grand nombre de maladies de l'appareil génital, l'électricité peut être employée avec succès; mais il est tout un groupe d'affections dans lesquelles son usage doit être absolument proscrit: ce groupe est celui de *toutes les maladies aiguës fébricitantes*. Les diverses formes de l'énergie électrique — médicaments actifs — ne peuvent que déterminer la diffusion microbienne, propager l'infection, car toutes elles activent la circulation sanguine et favorisent les échanges intercellulaires.

Malgré cette exclusion, l'électrothérapie a encore un domaine des plus vastes en gynécologie.

Pour l'explorer, j'ai divisé les maladies des organes génitaux de la femme, en plusieurs groupes ; dans chaque groupe, pour chaque affection en particulier, j'ai étudié les indications du traitement électrique, sa valeur relative, en commençant chaque fois par les maladies des organes externes pour finir par les lésions des organes profonds.

§ Ier. — *Affections du pubis et de la vulve.*

Folliculites. — La folliculite du pubis est une véritable acné inflammatoire caractérisée par des élevures de grosseur variable formant de véritables nodosités dans la peau et dont le centre, qui jaunit pendant l'évolution de la maladie, est occupé par un poil.

La propreté (lavages antiseptiques, grands bains) suffit en général à triompher de cette affection, mais quelquefois cette thérapeutique simple échoue; en ces cas, il faut préférer l'électricité au galvano- ou au thermocautère.

Dans la première période de cette affection avant que le bouton acnéique ne soit arrivé à la suppu-

ration, quand il est encore dur, on aura recours
soit à l'effluve ou à l'étincelle de haute fréquence,
soit à l'effluve ou à l'étincelle statiques induits
que j'ai introduits dans la thérapeutique gynécologique.

La technique générale est telle que je l'ai exposée (page 132 et 133); quel que soit l'effluve
que l'on emploie, on promène sur la lésion le pinceau métallique ou l'électrode à manchon de verre
de M. Oudin. Si les follicules enflammés sont isolés, on prend mon électrode à fourreau de verre,
on y fixe le petit disque à pointes et, après avoir
rasé la partie à traiter, on crible les follicules d'une
série d'étincelles. On fait durer l'application une
minute environ sur chaque follicule.

Pendant l'opération, le follicule pâlit et s'entoure
d'une aréole rouge qui persiste plusieurs heures
ensuite ; après la séance, et souvent après une seule
application, il s'aplatit et se dessèche.

Il suffit en général de trois ou quatre applications des courants à haute fréquence de M. d'Arsonval ou des courants statiques induits, sous forme
d'effluves ou d'étincelles, pour déterminer la guérison.

Si le follicule acnéique a grossi et si du pus s'y
concentre, l'effluvation et les étincelles des courants
de haute fréquence ou statiques induits peuvent
n'être pas suffisantes, car une action en profondeur
est indispensable.

On emploiera alors l'électrolyse, dont l'application, moins douloureuse que la cautérisation ignée, ne laisse pas de cicatrices apparentes à sa suite — fait qui n'est pas indifférent, même pour des lésions pubiennes.

On pratique cette électrolyse avec une ou plusieurs aiguilles implantées dans le follicule. On ne relie ce groupe d'aiguilles qu'à un seul pôle, alors que l'électrode indifférente est sur l'abdomen ou bien constituée, comme dans l'électrode de Boudet (de Paris), par une électrode circulaire, dont les aiguilles occupent le centre. Je préfère l'électrode indifférente placée sur l'abdomen. L'électrode de Boudet (de Paris) (fig. 3o) est excellente pour les applications sur la peau des membres par exemple, mais sur le pubis ou les grandes lèvres, elle ne peut être maintenue facilement en contact avec les téguments.

Les aiguilles actives sont prises entre les mors de serres-fines munies de fils conducteurs qu'on réunit ensuite en un seul, ou bien supportées par un porte-aiguille spécial (un des meilleurs est le dernier modèle qu'a présenté le professeur Bergonié). Elles sont en platine ou en acier; ces dernières sont du reste suffisantes; mais il est nécessaire, si on les emploie, de les renouveler de temps en temps à cause des altérations que les produits de décomposition de l'électrolyse leur font subir, altérations qui les rendent rugueuses et empêchent leur facile introduction.

La technique est la suivante : on commence par

placer l'électrode indifférente, puis en enfonce l'aiguille dans le follicule (on n'en enfonce plusieurs

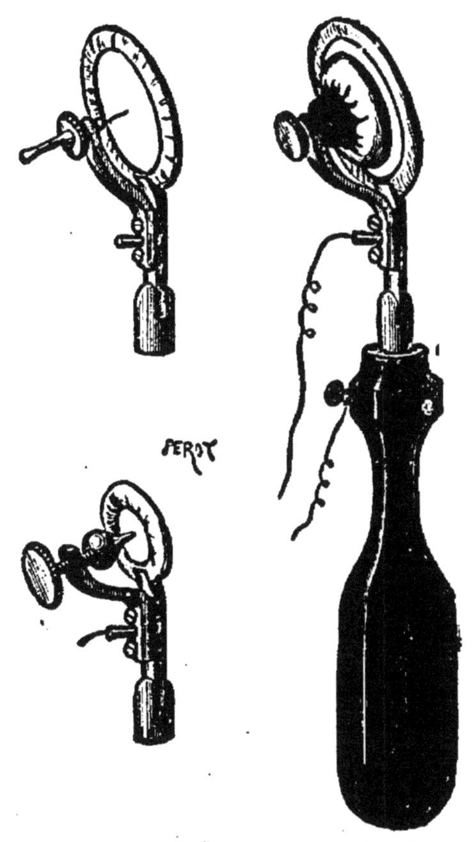

Fig. 3o. — Excitateur de Boudet de Paris

qu'au cas où le follicule est très considérable), on la relie au fil positif des appareils à courant continu, car on cherche surtout à utiliser les effets électrolytiques et antiseptiques qui se passent au voisinage du pôle positif; on relie l'électrode indifférente au conducteur négatif, puis on distribue le courant suivant la technique générale (page 32).

L'intensité est de 5 à 10 milliampères. Le courant est distribué lentement avec le rhéostat; la séance est de même arrêtée graduellement. Chaque séance dure une dizaine de minutes et doit être renouvelée tous les deux jours; quatre à cinq séances suffisent pour la guérison. Comme il se forme souvent, au niveau de chaque piqûre, une très légère eschare quand on aura fait quatre séances environ, il sera bon quelquefois d'attendre que la réparation ait eu lieu avant de continuer; c'est le seul moyen de se rendre compte de l'état exact des lésions.

Furoncles et abcès de la vulve. — Le traitement des furoncles et abcès de la vulve est le même que celui des folliculites. Si ces furoncles sont petits et rapprochés, le traitement de choix sera l'effluvation et les étincelles des courants de haute fréquence et des courants statiques induits. Leurs bons effets se manifestent même lorsque ces lésions sont la manifestation d'une maladie diathésique, comme le diabète; l'on sait que les courants de haute fréquence ont été employés avec succès dans cette affection; or, les applications locales produisent, à peu près, les effets des applications générales avec des effets locaux en plus.

Si les furoncles ou les abcès sont très gros, on aura recours à l'électrolyse en y implantant plusieurs aiguilles; la technique est la même que celle employée dans les folliculites.

Quand les furoncles forment un véritable abcès avec poche fluctuante, le traitement le plus rationnel sera certes l'incision par le bistouri ou par le cautère. Mais si la malade a peur de l'incision ou si l'abcès a fusé et forme plusieurs clapiers, on pourra l'attaquer électriquement. La méthode de choix sera toujours l'électrolyse. Le pôle actif, formé d'un trocart de platine ou d'acier, sera introduit jusqu'au milieu de la poche ; ce trocart sera de grosseur suffisante pour que la lumière de la fistule qui s'établira après l'électrolyse puisse permettre le passage du pus et son évacuation. Ce procédé constitue la cautérisation tubulaire (Tripier) (1).

La technique est la suivante. L'électrode indifférente, reliée au pôle négatif, est placée sur le ventre; le trocart est relié au pôle positif : c'est le seul pôle à employer, comme électrode active, quand on recherche une action antiseptique du courant continu sur le liquide cavitaire — on ne saurait assez le répéter devant les erreurs de certains auteurs qui oublient que le courant continu n'a aucun pouvoir antiseptique par lui-même. — On fait passer le courant suivant la technique générale (page 32). La durée de l'application est de dix minutes environ et l'intensité varie de 16 à 40 milliampères, selon la tolérance de la malade.

Après l'application, le point de la ponction est

(1) Tripier, *Cautérisation tubulaire*. Paris, 1881.

pansé antiseptiquement ; et ce pansement est renouvelé tous les jours.

Il est bien entendu que le trocart doit être minutieusement stérilisé (dans la pratique on peut se contenter de le flamber avec soin, puis de le laisser jusqu'au moment du besoin dans une solution antiseptique); de même, la région ponctionnée et les mains du médecin doivent être d'une propreté chirurgicale. Une seule application est suffisante. Vers le huitième jour l'eschare tombe; une fistule s'établit et la poche se vide.

Au lieu de pratiquer la cautérisation tubulaire, on peut employer une autre méthode : avec une seringue, on vide par aspiration la poche, on y fait un lavage et ensuite on y injecte un liquide médicamenteux ou une solution d'eau salée. Si après cette injection on pratique l'électrolyse en mettant sur le ventre une électrode indifférente fixée à un fil d'un appareil à courant continu, et en reliant l'aiguille creuse de la seringue à l'autre fil au moyen d'une serre-fine, il n'y a plus cautérisation, puisque l'aiguille n'est en contact qu'avec l'eau salée; mais l'action interpolaire modifie les parois de la poche.

On ne fait en général qu'une seule application avec l'intensité maxima que la malade peut supporter ; et cela pendant dix minutes environ.

Molluscum contagiosum. — « Le *molluscum contagiosum* est une lésion constituée par une tumeur minuscule, globuleuse, plus rarement aplatie, semblable à une petite perle comme volume, comme forme et presque comme couleur, sphérique ou demi-sphérique comme elle, posée en relief sur les téguments sans inflammation, ni tuméfaction périphérique du derme, souvent comme translucide, d'or blanc mat ou d'or blanc rosé, et portant à son sommet une dépression ou pour mieux dire un ombilic (1) ». C'est une affection très commune dont j'ai pu observer de nombreux cas alors que j'étais interne à Saint-Lazare. Un procédé rapide de traitement et l'expression entre deux ongles ou le râclage à la curette : mais c'est assez douloureux. L'étincelle que donne l'électrode à pinceau métallique adaptée au résonateur de l'appareil de haute fréquence, ou mon électrode à fourreau munie du disque à pointes et fixée aux appareils pour statique induits, détermine la guérison sans aucune effraction. M. Oudin a guéri des *molluscum* en quatre ou cinq séances par le premier procédé. J'ai moi-même employé l'étincelle statique induite en plusieurs cas. Une application de trente secondes environ sur chaque grain produit un érithème à son pourtour, et une pâleur du point traité. Au moment de la deuxième séance la petite tumeur paraît déjà toute affaissée ; en quatre ou cinq séances, espacées de trois jours en trois jours, la guérison est obtenue.

Le fourreau de mon électrode a l'avantage de

(1) Brocq, *Traitement des maladies de la peau,* 1re édit. 1890.

permettre de localiser l'application aux points malades : je retire la tige d'ébonite de façon à donner avec le disque, — la machine et le rhéostat étant disposés suivant la technique générale, — une étincelle supportable d'un demi-centimètre environ.

Eczéma de la vulve. — L'eczéma et l'intertrigo de la vulve, affections prurigineuses le plus souvent, constituent une des maladies les plus désagréables qui puissent se rencontrer, soit qu'ils compliquent le diabète ou qu'ils surviennent chez une femme obèse ou âgée. En plus du traitement général dans le cas d'affection diathésique, des soins hygiéniques et des moyens mécaniques pour empêcher le frottement des replis cutanés ou muqueux l'un sur l'autre, le traitement de choix consistera dans l'effluve ou les étincelles que donnent les appareils pour courants de Tesla-d'Arsonval, munis du résonateur, ou les machines statiques avec dispositif, pour les courants statiques induits. La durée de chaque séance variera avec l'étendue des lésions. Il faut compter que chaque centimètre carré de lésion demande au moins une minute ou une minute et demie d'effluvation ou d'étincelles.

Les séances seront répétées quotidiennement : elles seront faites soit avec l'électrode à manche de verre, ou à balais de clinquant, soit avec mon électrode à fourreau munie du disque à pointes ou d'une tige métallique avec manchon de verre. Dès la première séance, le prurit s'atténue et la sécrétion diminue : ces bons effets s'accentuent avec la répétition des applications.

Cinq à six séances peuvent suffire, dans les cas bénins, pour la guérison ; mais dans la majorité des cas, il en faut vingt à vingt-cinq, surtout si les lésions sont anciennes et le derme déjà fortement épaissi.

Herpès vulvaire. — L'herpès n'est pas une maladie unique : sous ce nom, on englobe des lésions qui se ressemblent, mais qui ont des causes déterminantes des plus variées.

Il existe un herpès précurseur du chancre syphilitique, un herpès de la grossesse, un herpès diathésique, affection tenace et récidivante.

On conçoit que l'effluve de haute fréquence ou l'effluve statique induit puissent être opposés à ces diverses variétés ; jusqu'à présent, pourtant, nulle observation démonstrative de guérison d'herpès génital par l'effluve n'a été publiée. Je n'ai jamais traité ainsi qu'un cas d'herpès préputial chez un jeune homme ; et, je dois l'avouer, sans aucun succès.

Un seul échec ne doit pas faire condamner une méthode a priori. Dans l'herpès récidivant qui fait le désespoir de la malade et le désespoir du médecin, j'engage à essayer, après des tentatives infructueuses des traitements classiques, les effets de l'effluvation.

Chancres. — Le traitement électrique du chancre induré n'existe pas. L'accident initial de la syphilis est justiciable du traitement spécifique : l'électricien n'a pas à empiéter sur le domaine du syphiligraphe.

Pour la chancrelle, il n'en est plus de même; il résulte des travaux de MM. Gailleton et Coignet qu'en certains cas on se trouve fort bien de l'emploi de l'effluve des courants de haute fréquence.

Aussi, si un chancre mou s'éternise, ou a des tendances à devenir phagédénique, pourra-t-on lui appliquer l'effluve des appareils de haute fréquence munis du résonateur.

Vulvite chronique. — La vulvite survient soit comme manifestation diabétique, soit comme complication de la blennorrhagie uréthrale.

Dans le premier cas, l'hygiène est le régime alimentaire suffisant souvent pour la guérison ; dans le deuxième, quelques lavages ou pansements simples déterminent en maintes occasions le même résultat.

Il est des vulvites extrêmement tenaces. Certaines vulvites diabétiques persistent même après la disparition du sucre de l'urine : j'en ai pu observer un cas que j'ai du reste guéri par une dizaine d'effluvations statiques. De même certaines vulvites blennorrhagiques sont extrêmement rebelles; leur caractéristique est l'envahissement en profondeur des glandes dont les multiples orifices comblent l'orifice vulvaire et qu'on peut, avec M. Verchère(1),

(1) Verchère, *la Blennorrhagie chez la femme*. Paris, p. 116.

diviser en trois groupes : les préuréthrales, les disséminées sur toutes la surface interne des petites lèvres et les glandes vulvovaginales.

On pourra tenter la guérison de ces vulvites par l'effluvation et les étincelles statiques induites ou l'effluvation de haute fréquence et haute tension des courants de M. d'Arsonval. Certains cas, même graves, peuvent être guéris en un nombre limité de séances (7 à 8) répétées tous les jours.

Par l'effluve statique induit, j'ai guéri plusieurs vulvites. Une de mes observations les plus remarquables est celle d'une dame, qui avait une vulvite si intense qu'au début du traitement toute exploration vaginale, même avec le doigt, était impossible ; tout autour des caroncules myrtiformes et de l'orifice uréthral, tranchant sur la muqueuse irritée elle-même, existait une série de taches rouge foncé qui marquaient les orifices des glandes à mucus infectées. Dès la première séance, après l'application de l'électrode à manchon de verre, les rougeurs s'atténuèrent ; et au bout de cinq séances la sécrétion vulvaire et l'inflammation disparurent, ne laissant persister qu'une inflammation à l'orifice du canal de l'urèthre, inflammation du reste qui fut guérie complètement à la fin de la quatrième semaine du traitement.

Mais, dans certaines vulvites, il faut absolument attaquer les microbes dans leurs repaires glandulaires : les effluvations ou les étincelles sont insuffisantes pour tarir les sécrétions des glandes infiltrées. Il en est ainsi particulièrement pour les inflammations des glandes périuréthrales que Diday proposait de tarir avec le cautère. Il vaut mieux traiter ces glandules par l'électrolyse ; et pour cela on leur appliquera le traitement des folliculites. (Voir plus haut page 136) : une fine aiguille sera implantée en chaque glande et reliée au pôle posi_ tif d'un appareil à courant continu ; l'électrode indifférente sera sur le ventre ; et le courant sera débité avec une intensité de 5 à 10 milliampères pendant 10 minutes. Les séances auront lieu tous les deux jours.

Il faut avoir soin que l'aiguille pénètre bien au fond du cul-de-sac ; aussi vaudra-t-il mieux pour ces glandules se servir des aiguilles à pointe mousse que M. Debedat a proposées pour l'épilation électrolytique : quand l'aiguille est au fond du sac, on en est averti par un ressaut, facile à distinguer, pour peu qu'on s'y soit exercé.

Bartholinites. — Le traitement électrique de l'infection des glandes vulvo-vaginales est le même que celui des abcès de la vulve (voir page 140) : cautérisation tubulaire, ou aspiration du pus, injection d'eau salée et enfin électrolyse du liquide introduit.

A la suite de l'une ou de l'autre de ces interventions, le plus gros foyer disparaît ; mais il peut persister un suintement, car la glande est très ramifiée et la sécrétion du pus peut encore se faire dans ses ramifications. On complète alors la guérison en piquant dans la glande plusieurs fines aiguilles , en les reliant toutes au pôle positif et en plaçant l'électrode indifférente négative sur le ventre. A chaque aiguille, est fixée une serre fine munie d'un fil métallique : on réunit en une seule les extrémités supérieures de ces fils et on les attache au fil positif de l'appareil.

Cette application, qu'on renouvelle au besoin tous les huit ou dix jours, produit l'atrophie de la glande ; et souvent la guérison est tellement parfaite qu'il ne persiste même pas une légère induration dans l'épaisseur de la lèvre.

Ce traitement est préférable à l'ablation de la glande, très souvent si pénible, et à la simple incision qui laisse, presque constamment après elle une vraie fistule.

§ 2. — *Affections de l'urèthre et du vagin.*

Uréthrites. — Le traitement électrique de l'uréthrite n'existe pas pour le moment : l'électrolyse ne saurait être employée, car il ne faut songer à déterminer une eschare dans le canal uréthral. Le seul traitement rationnel paraît être l'effluvation de haute fréquence ou l'effluvation statique induite qu'on pratiquera avec la fine tige de cuivre recouverte d'un manchon de verre, vissée dans le manche d'ébonite de mon électrode à fourreau : cette tige sera introduite dans toute la longueur du canal.

On pourra essayer ce traitement dans toutes les uréthrites extrêmement rebelles qui auront résisté à tous les procédés ordinaires.

Vaginites. — La vaginite intense, qui est compliquée si souvent de vaginisme, ne peut non plus être traitée par l'électrolyse au moyen d'une électrode métallique remplissant la cavité vaginale reliée à l'un des pôles d'un appareil à courant continu. On escarrifierait ainsi la muqueuse. On ne peut non plus songer à employer, comme pôle actif, une tige métallique reliée au pôle positif et placée au centre d'un tampon d'ouate bien mouillée : des anions antiseptiques se dégagent bien ainsi au voisinage de la tige ; mais ces anions ne viennent aucunement agir sur les parois vaginales, car, s'ils sont gazeux, ils s'échappent ; et s'ils forment des composés solubles (cas d'une tige de cuivre), ces composés ne se propagent que sur une petite épaisseur autour de la tige. L'on ne peut donc utiliser, dans cette façon de procéder, l'action antiseptique du pôle positif ; et l'application doit être de nul effet.

Dans les vaginites rebelles, après l'échec des lavages et des pansements pulvérulents ou glycérinés, on essaiera l'effluve des courants de haute fréquence de M. d'Arsonval ou l'effluve statique induit.

Avec ce dernier effluve, j'ai traité deux malades avec un plein succès.

Ma technique est la suivante : j'introduis le spé-

culum quand cela est possible ; je relie la tige d'é-
bonite de mon électrode à fourreau, surmontée soit
de la tige A, soit de la tige B (fig. 28, page 130), à
la cloche de mon rhéostat ; j'établis les connexions,
je mets en marche la machine statique suivant la
technique générale; et je soumets les points malades qui, dans les vaginites chroniques, apparais-
sent sous forme de taches ponctuées rouges à l'effluvation ou même à l'étincelle. Je fais des applications tous les deux jours.

Dans un cas, au début du traitement l'intromission du spéculum était impossible. J'ai vissé la
tige C sur le manche de mon électrode (fig. 28) je
l'ai introduite dans le vagin ; et j'ai fait fonctionner l'appareil. Après trois séances ainsi faites, j'ai
pu placer un spéculum et soigner successivement
chaque partie du vagin.

§ 3. — *Affections de l'utérus.*

Métrites. — Les métrites sont toutes le résultat
de l'infection de la cavité du col et du corps de
l'utérus par des produits microbiens. Quand l'infection reste localisée à la muqueuse, la maladie
est une endométrite; quand, au contraire, les microbes ou leurs sécrétions rompent les barrières
que leur oppose la muqueuse et envahissent le
parenchyme de l'organe, la maladie est *une métrite parenchymateuse.*

Au point de vue clinique, on peut encore diviser

les métrites , en métrites catarrhales dont la caractéristique est un écoulement filant et épais mais sans virulence spéciale, en métrites hémorrhagiques dans lesquelles le principal symptôme consiste en fréquentes et abondantes pertes de sang, en métrites purulentes dont l'écoulement est un véritable pus, en métrites fongueuses dont les symptômes sont à la fois les hémorrhagies répétées, la purulence des écoulements,et dans lesquelles la curette exploratrice peut déceler une véritable prolifération muqueuse.

Les traitements proposés contre les métrites sont multiples : pansements médicamenteux,massage, électricité,interventions chirurgicales ont été successivement préconiséscomme panacée.Aucune de ces modalités thérapeutiques n'en est une : la métrite, maladie aux formes distinctes, n'a pas un traitement unique; il est nécessaire de le formuler pour chaque variété.

La métrite parenchymateuse qui s'établit quelquefois à la suite de l'avortement ou de l'accouchement, l'endométrite fongueuse sont justiciables du seul traitement chirurgical : le curettage; dans la première variété, on peut même, en certains cas graves, être obligé de pratiquer l'ablation de l'organe.

Toutes les autres variétés de métrites sont justiciables des traitements médicaux ; et parmi ceux-ci le traitement électrique est le meilleur et le plus constant dans ses bons effets, surtout pour les mé-

trites hémorrhagiques. La métrite purulente seule
ne guérit pas complètement par le traitement électrique appliqué à l'exclusion de tout autre procédé :
pour la vaincre, il faut adjoindre au traitement
électrique des antiseptiques locaux, et surtout le
drainage qui permet l'écoulement du pus et s'oppose à son accumulation.

Ce sont là des indications que j'ai déjà formulées à peu près en ces termes en 1895 dans un travail basé sur un assez grand nombre d'observations personnelles et une critique historique
complète (1).

Quel traitement électrique faut-il appliquer?
C'est ce qu'il s'agit d'établir.

Le traitement faradique a été préconisé naguère
par M. Tripier; mais aujourd'hui ce procédé est
complètement abandonné et remplacé par le traitement galvanique.

La technique générale uniforme de ce traitement
consiste à placer l'électrode indifférente sur l'abdomen, et le pôle positif dans l'utérus sous forme
d'hystéromètre électrique. Mais là où elle diffère
selon les praticiens, c'est dans la nature de cet
hystéromètre et dans l'intensité du courant appliqué.

Il en résulte deux méthodes de traitement, la
méthode de l'électrode inattaquable (platine ou

(1) E. Albert-Weil, *le Courant continu en gynécologie.*
Paris, 1895.

charbon) de M. Apostoli, la méthode de l'électrode oxydable de M. Gautier.

M. Apostoli (1) a formulé sa méthode en 1887.

Il applique à l'utérus un courant de pile à l'état constant et à doses suffisantes pour détruire la muqueuse. Il obtient ce résultat grâce à des hystéromètres de platine ou de charbon de diverses grandeurs (fig. 31) reliés au pôle positif. Pour augmenter la densité électrique, il donne à ses hystéromètres de charbon une petite surface et les promène successivement dans toute la longueur de la cavité utérine, faisant ainsi des cautérisations successives, de quelques minutes chaque fois. Il débite le courant à la dose nécessaire supportée par la malade, il a pu ainsi aller jusqu'à 150 milliampères. Il pratique des séances presque tous les jours ou tous les deux jours et fait durer chaque séance une dizaine de minutes.

M. Gautier (2) emploie systématiquement des électrodes intra-utérines attaquables (fig. 32) par les produits de décomposition de l'électrolyse, — alors qu'au contraire les électrodes de M. Apostoli (platine ou charbon) ne sont nullement attaquées par ceux-ci, — et distribue le courant avec une intensité moyenne pendant un quart d'heure à vingt minutes. De plus il ne répète les séances que deux

(1) Apostoli, *Sur un nouveau traitement de la métrite chronique, en particulier sur l'endométrite, par la galvanocaustique chimique intra-utérine*, 1887.
(2) Gautier, *Électrolyse et galvanocaustique chimique*, avril 1890.

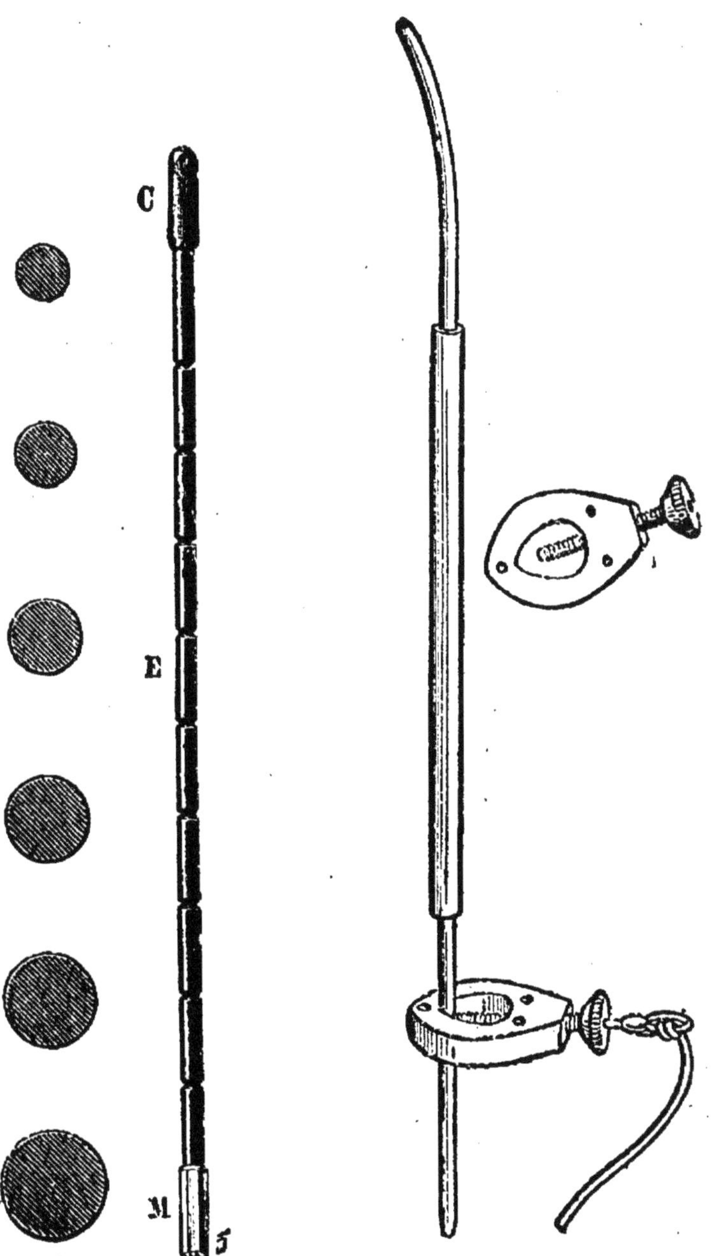

Fig. 31. — Electrodes
intra-utérines en char-
bon de M. Apostoli.

Fig. 32. — Electrodes
métalliques intra-utérines
et électrodophore.

fois la semaine, quelquefois même il les espace de huit jours en huit jours.

Pour mon compte, je préfère la méthode de l'électrode soluble, car elle nécessite des intensités peu élevées et me paraît plus active que la méthode de l'électrode inoxydable; mais je n'admets que les électrodes métalliques, je repousse les électrodes de substances liquides.

J'appuie mon opinion sur la théorie des ions dont j'ai parlé dans le chapitre premier de cet ouvrage; cette théorie permet de se rendre compte des faits et va nous enseigner plusieurs conséquences intéressantes.

Supposons un hystéromètre métallique attaquable relié au pôle positif d'un appareil à courant continu dans l'endomètre, et supposons les tissus formés simplement de sérum normal, c'est-à-dire d'une solution de chlorure de sodium à 7 pour 1000. Si le circuit électrique est fermé par une électrode indifférente placée sur l'abdomen, quand le courant passe, du chlore et de l'oxygène se dégagent au pôle positif : cet oxygène et ce chlore attaquent le métal et forment un oxychlorure, si bien qu'on a en présence une série de molécules d'oxychlorures et une série de molécules d'eau et de chlorure de sodium.

Supposons une première chaîne formée d'un oxychlorure du type $MOCl$ et d'H^2O, on aura :

$$+ \quad OClM \qquad OClM \qquad OH^2 \qquad OH^2 . \quad . \quad . \quad .$$

si le courant continue à passer on aura :

$$+\quad OCl\quad MOCl\quad MO\quad H^2O.\;.\;.\;.$$
$$+\quad OCl\quad OCl\quad MO\quad MO\quad H^2O$$

De même, si l'on considère une chaîne formée de l'oxychlorure métallique et de chlorure de sodium, on aura :

$$+\quad OClM\quad OClM\quad ClNa\quad ClNa.\;.\;.$$

et si le courant continue à passer :

$$+\quad OCl\quad MOCl\quad MCl\quad NaCl.\;.\;.$$
$$OCl\quad OCl\quad MCl\quad MCl.\;.\;.\;.$$

Si l'on prenait une chaîne composée de l'oxychlorure métallique et d'un composé albumineux, il en serait encore de même; *le métal progresse ainsi de molécule à molécule pour pénétrer dans la profondeur des tissus.*

Une galvanisation faite avec une électrode active métallique attaquable produit donc une action en profondeur et permet ainsi d'atteindre les agents infectants au fond des cryptes glandulaires.

Supposons maintenant une électrode intra-utérine formée d'une solution médicamenteuse, introduite dans l'utérus grâce à une sonde-électrode.

Supposons que cette solution médicamenteuse soit une solution d'iodure de potassium. Si cette électrode d'iodure de potassium diluée est reliée au pôle positif, quand le circuit est fermé sur le ventre par une électrode indifférente et que le courant passe, l'iode ne pénétrera en aucune façon dans l'organisme. L'iode de l'iodure est un anion qui chemine du pôle négatif vers le pôle positif. Aussi, si l'on tenait à faire pénétrer ce métalloïde dans les tissus, faudrait-il relier l'électrode intra-utérine au pôle négatif; pendant le passage du courant l'on aurait la juxtaposition suivante :

$$- \quad KI \quad KI \quad NaCl \quad NaCL. \; . \; . \; .$$
$$- \quad K \quad IK \quad INa \quad ClNa . \; . \; . \; .$$

ou ;

$$- \quad KI \quad KI \quad H^2O \quad H^2O. \; . \; . \; .$$
$$- \quad K \quad IK \quad IH \quad OH^2 \quad OH^2. \; .$$

Si l'électrode active était formée d'une solution de bromure de sodium, pour introduire le brome dans les tissus, il faudrait de même relier cette électrode faite d'un bromure au pôle négatif, et alors le brome pénétrerait pendant le passage du courant, de molécule à molécule.

L'emploi d'électrodes formées de solutions iodurées ou bromurées pour cautériser profondément avec de l'iode ou du brome, ne se comprend donc que si on les relie au pôle négatif; c'est ce que plusieurs électriciens n'ont pas compris, parce qu'ils ne se sont pas rendu compte que l'électrode soluble est supérieure à l'électrode inoxydable, grâce aux phénomènes de transports et non pas grâce aux phénomènes de cataphorèse ou de diffusion. M. Labatut (1) a, en effet, montré que ces phénomènes n'existaient pas.

(1) Labatut, *Dauphiné médical*, mai-juin 1893, avril-juillet 1894.

Dans le traitement des métrites, on ne peut songer en général à pratiquer la galvanisation intra-utérine négative qui serait congestionnante.Aussi, l'on comprend pourquoi je repousse absolument les électrodes intra-utérines de substances liquides telles que les solutions iodurées ou bromurées.

Les électrodes métalliques oxydables sont donc indiquées; il est utile de déterminer de quel métal il faut constituer l'électrode positive pour avoir l'action la plus profonde et la plus efficace.

L'on pourrait être tenté de se décider pour le métal, qui, par le fait du passage du courant, serait entraîné le plus profondément dans la muqueuse. Malheureusement on ne connaît que très approximativement encore les vitesses de déplacement des divers métaux sous l'influence du courant continu; aussi vaut-il mieux se guider pour ce choix sur la valeur bactéricide des composés qui se forment entre le métal et les produits de l'électrolyse au voisinage du pôle positif; si l'on n'examine que les métaux dont on peut faire des électrodes intra-utérines, ceux dont les composés sont les plus antiseptiques sont certainement l'argent et le cuivre.

C'est à ces métaux que je donne la préférence. J'emploie exclusivement, pour la galvanisation intra-utérine, de simples tiges d'argent ou de cuivre en forme d'hystéromètres; j'en ai de diverses grosseurs pour pouvoir remplir toute la lumière de l'endomètre,de diverses courbures pour pouvoir pénétrer dans les utérus déplacés ou fléchis. On peut du reste leur donner diverses incurvations au moment du besoin ; il suffit de les chauffer un peu pour que cela devienne très facile.

Ma technique est la suivante :

Je mets en place les appareils ; j'établis leurs connexions ; je place l'électrode indifférente sur le ventre de la femme couchée sur son lit ou sur le lit à examen, suivant la technique générale que j'ai exposée plus haut (page 32 figure 7).

Je stérilise le spéculum en le flambant dans la flamme bleue d'un bec Bunsen et en le trempant ensuite dans une solution phéniquée faible ; je stérilise de même la tige intra-utérine, qu'un examen antérieur m'a montré être de grosseur et de courbure nécessaires, et je la plonge dans une solution phéniquée forte renfermée dans une éprouvette ; pour toutes ces manœuvres, je fais attention à ne toucher cette tige qu'à son extrémité opposée à celle qui doit pénétrer dans l'endomètre.

J'introduis ensuite le spéculum, j'essuie le col avec un tampon d'ouate portée par une pince longue stérilisée ; je fais quelquefois une injection vaginale.

Je saisis la tige intra-utérine à son extrémité supérieure avec la main droite ; je maintiens le spéculum de la main gauche ; je porte directement la tige dans l'orifice du museau de tanche et je cherche à la faire pénétrer.

Très souvent, elle arrive très facilement au fond

de l'endomètre, mais quelquefois il faut lui impri-
mer un léger mouvement de torsion pour pouvoir
le faire très facilement. Quelquefois même, on est
obligé de saisir le col avec une pince à érignes et
de l'abaisser un peu.

. Quand la tige est en place et que le ressaut, dû
au choc sur le fond de l'endomètre, me donne la
certitude de sa pénétration complète, je la maintiens en place, en interposant entre elle et les bords
du spéculum de l'ouate hydrophyle; et je fixe à
son extrémité extérieure au spéculum, le petit appareil appelé électrodophore (figure 32) qui me
permet de la relier au pôle positif. Je laisse le spéculum en place pendant toute la durée de la séance
électrique; pour ne pas fatiguer la malade, je ne
lui donne qu'un écartement moyen.

Comme on peut, de temps en temps, pendant
l'application, enlever l'ouate qui en obstrue la lumière, on peut voir, à tout moment, ce qui se passe
à l'orifice du col.

Le spéculum a quelquefois, surtout chez les personnes à vagins larges, une tendance à glisser et à
tomber; aussi, presque toujours, je passe au-dessous
de lui, en anse, une cordelette dont la malade tient
un chef dans chaque main. Il lui est ainsi facile,
en donnant à cette cordelette une très légère tension, de maintenir tout le système en place.

Chez certaines malades intolérantes, je ne puis
laisser le spéculum en place pour l'application; je
l'enlève et protège alors le vagin, contre un contact

de la portion de la tige métallique extérieure à l'utérus, par un tube de caoutchouc que je glisse sur cette tige jusqu'à ce que ce manchon affleure au col.

La technique que je viens de formuler permet, comme on peut s'en rendre compte, une antisepsie parfaite : l'histérométrie sans spéculum ne permet qu'une propreté illusoire, si elle n'a été précédée d'une désinfection vaginale et surtout d'une désinfection parfaite des mains de l'opérateur, dont l'index sert de conducteur à l'hystéromètre. Or si, dans son cabinet, le médecin peut avoir des mains propres il ne saurait avoir des mains aseptiques; car il faudrait leur faire subir, avant chaque galvanisation, une véritable toilette chirurgicale; et je ne pense pas qu'on puisse sérieusement le proposer : ma technique, caractérisée par ce fait qu'aucun contact ne vient souiller l'hystéromètre, est véritablement aseptique, et cela très simplement.

Je débite progressivement le courant à l'aide du rhéostat ; je monte environ à 5o à 6o milliampères, et je fais durer l'application de un quart d'heure à 2o minutes. Je cesse l'application en baissant de même progressivement l'intensité. Je tente alors l'extraction de l'hystéromètre; le plus souvent elle est impossible; car l'eschare est adhérente au métal; ce fait, survenant même avec l'électrode inattaquable, se comprend encore mieux avec l'electrode soluble; car, par suite de l'électrolyse, sa surface ne reste pas lisse, devient rugueuse et par ce fait happante. — Il ne faut, en aucun cas, tirer sur cet hystéromètre avec force : on déterminerait l'extraction mais avec déchirure de l'eschare ; une partie des bons effets de l'application serait annihilée. Il vaut mieux faire un renversement de courant. L'application de vingt minutes ayant été positive, on fait à sa suite une application négative intra-utérine de deux à trois minutes avec 5 à 8 milliampères : cette intensité est plus que suffisante pour permettre, après ces trois minutes, la sortie facile de l'hystéromètre, hors de la cavité utérine. Puis je place un tampon vaginal antiseptique ; et la malade se repose quelques instants avant de rentrer chez elle.

J'ai dit qu'il me paraissait nécessaire d'employer des intensités de 40 à 60 milliampères. Je crois, en effet, qu'il faut s'en tenir à des doses moyennes. J'ai usé de l'hystéromètre d'argent, de cette façon, maintes fois et sans aucun accident. Je ne crois pas que les doses minimes de 5 à 10 milliampères proposées par M. Boisseau du Rocher puissent produire des améliorations aussi rapides que celles qu'on obtient en donnant 50 à 60 milliampères dans chaque application, d'autant plus que M. Boisseau du Rocher ne préconise pas des séances d'une durée supérieure à celle que j'indique. Je crois que l'action thérapeutique est proportionnelle à la quantité du courant.

Je pratique en général deux applications électriques par semaine. Dans l'intervalle des séances, si la métrite ne lui occasionne pas de vives souffrances ou une gêne dans la marche, la malade peut mener sa vie habituelle. Dans la soirée qui suit l'application électrique il est préférable qu'elle reste étendue.

Quand la malade va mieux, je ne fais plus qu'une séance par semaine. La guérison demande 7 à 8 semaines; trois mois quelquefois dans les cas particulièrement graves.

Ce traitement fait surtout merveille dans la métrite hémorhagique pour laquelle je le crois supérieure à tous les traitements médicaux et même au curettage. Une de mes observations, les plus démonstratives est celle d'une dame chez qui j'avais été appelé d'urgence à deux reprises différentes pour des métrorrhagies, survenues subitement, et d'une violence telle qu'elle n'avait point eu le temps de s'étendre et qu'elle avait véritablement arrosé de sang tout son appartement; — métrorrhagies survenues, au reste, malgré un traitement médical qu'on lui faisait subir depuis un an pour des pertes sanguines répétées.

Un traitement électrique, par la galvanisation intra-utérine avec l'électrode soluble positive, arrêta les pertes sanguines dès la deuxième séance. La malade, qui était d'une faiblesse extrême au début du traitement, récupera petit à petit ses forces, en même temps que les fonctions menstruelles se régularisèrent; en deux mois et demi, tout rentra dans l'ordre ; l'utérus ne fut plus douloureux ; ses sécrétions intermenstruelles devinrent normales et peu abondantes; et les époques régulières et d'une très courte durée.

Dans presque tous les cas, les effets antihémorrhagiques du pôle positif se font sentir dès les premières séances; le traitement peut même être employé en pleine métrorrhagie et l'arrêter. J'en ai cité un exemple dans mon travail *sur le courant continu en gynécologie* en rapportant l'observation (1) d'une malade qui m'avait été confiée par M. Verchère, alors que j'étais interne à Saint-Lazare.

Dans la métrite catarrhale le traitement reste le même ; dans la métrite purulente, il est bon de compléter le traitement par le drainage et les topiques antiseptiques : vouloir se passer de ces procédés, ce serait se priver de ressources des plus importantes. La métrite purulente, traitée par ce trépied thérapeutique, galvanocaustique positive, intra-utérine avec l'électrode soluble, drainage, topiques locaux, guérit assez rapidement.

Une remarque est encore à faire. Si la métrite, de quelque nature qu'elle soit, est accompagnée de douleurs intenses, on peut compléter le traitement par des faradisations intra-utérines ou vaginales (l'électrode est reliée alors à la bobine à fil fin) ou par des applications ondulatoires vaginales ou intra-

(1) *Loc. cit.* Observation XII, p. 101.

cervicales, faites quotidiennement, pendant quelques minutes.

Métrites cervicales. Ulcérations du col. Ectropions.—S'il n'existe point de métrites du corps utérin sans qu'il y ait métrite du col, par contre, il est des métrites du col sans métrite du corps : ces métrites sont, le plus souvent, accompagnées d'éversions de la muqueuse et d'ulcérations du col, lésions qui au reste peuvent coïncider également avec l'endométrite totale.

Trois cas sont donc à distinguer, selon que la maladie consiste en endométrite totale avec ectropion ou ulcération du col, métrite cervicale avec ectropion ou ulcération, et enfin ulcération isolée.

Dans les deux premiers cas, la thérapeutique comprend deux parties : le traitement de l'ulcération ou ectropion et le traitement de l'affection qui l'accompagne : le traitement de l'endométrite sera tel que je viens de l'exposer précédemment ; le traitement électrique de la métrite cervicale sera identique, avec cette seule différence que l'électrode métallique positive ne sera poussée que jusqu'à l'orifice interne du col. Mais en même temps on fera subir à la malade le traitement qui convient à l'éversion ou à l'ulcération.

Si le col a été déchiré ou s'il est extrêmement bourgeonnant, comme cela arrive dans la métrite fongueuse, il faudra avoir recours à l'intervention chirurgicale, opération de Schroeder ou d'Emmet avec curettage.

Si la malade refuse l'opération, on pourrait recourir à la galvano-caustique chimique en implantant dans les bourgeons des aiguilles reliées au pôle positif, et en faisant des séances de galvanisation deux ou trois fois par semaine. Mais à cette manière de procéder il faut préférer de longues pointes de feu faites avec le galvanocautère.

Quand l'ectropion est moyen, ou quand il n'y a pas ectropion, mais bien ulcération du col, véritable perte de substance du revêtement du museau de tanche autour de son orifice, la thérapeutique de choix sera l'effluvation électrique, qui donnera des résultats supérieurs à ceux que donnent les topiques médicamenteux.

Certains auteurs ont proposé autrefois la cautérisation électrolytique de ces ulcérations, en mettant à leur surface une électrode composée de deux parties métalliques reliées respectivement avec deux pôle d'un appareil à courant continu en marche (M. Apostoli a proposé ainsi deux électrodes, l'une à disque, l'autre composée de 2 portions coniques) (fig. 33); d'autres, au contraire, ont voulu les traiter par la cautérisation monopolaire en mettant une électrode indifférente sur le ventre, et une surface métallique en face de l'ulcération.

Ces divers procédés doivent disparaître devant les excellents résultats que donne soit l'effluve du courant d'Arsonval-Tesla, soit l'effluve des cousants statiques induits.

Quel que soit l'effluve employé, l'électrode la plus pratique sera mon électrode à fourreau de verre dont la partie active sera constituée soit par la tige C (fig. 28 page 130), soit par la calotte métallique recouverte de verre, soit par le petit disque A pour étincelles, si l'on veut user des effets énergiques de ces dernières.

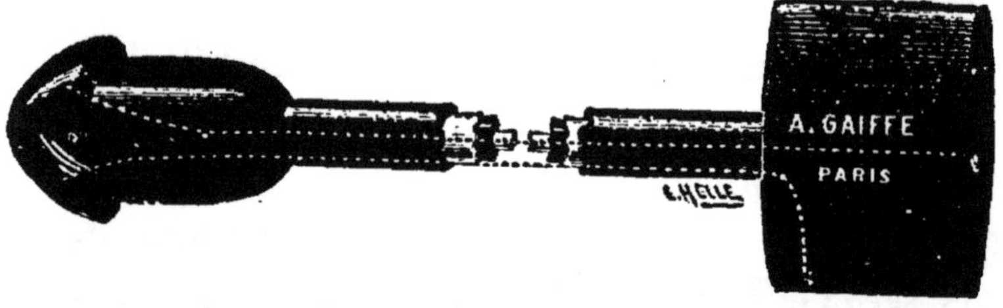

Fig. 33. — Ceinture électrolytique de M. Apostoli.

Il est à noter que l'effluve ou les étincelles sur le col sont toujours absolument indolores : la malade même n'accuse aucune sensation. Elle ne ressent quelque chose que lorsque par hasard une étincelle éclate entre l'électrode et les téguments cutanés. Or, avec mon électrode à fourreau pareil accident n'arrive pas; le fourreau de verre empêchant toute étincelle entre la peau et la virole métallique qui relie la partie active de l'électrode avec le manche.

La technique que je recommande est la suivante :

La malade se couche sur le lit à spéculum; on fait, s'il y a lieu, une injection pour débarrasser le vagin de ses mucosités; on introduit un spéculum : spéculum métallique ou spéculum Ferguson, peu importe. En tout cas, on prie la malade, quand il

a tendance à s'échapper, à le maintenir elle-même
avec une cordelière disposée en anse passée autour
de sa partie externe et dont elle tient un chef
dans chaque main. On essuie le col avec un tampon d'ouate. On relie l'électrode à fourreau de
verre munie de la calotte métallique recouverte
de verre, ou du disque à pointes, ou d'une simple
tige métallique, — selon que l'on désire soumettre
le col à l'effluve ou à l'étincelle, — à la cloche du
rhéostat pour statiques induits ou à la spire supérieure du résonateur Oudin. Si on l'a reliée à la
cloche de mon rhéostat, on dispose les appareils
pour la production des courants statiques induits
comme il a été dit à la technique générale (page
132) et on les met en marche.

Si on l'a reliée au résonateur Oudin, on fait de
même fonctionner les appareils suivant la technique générale (page 103).

Quand les appareils sont en marche, on introduit
l'électrode dans le spéculum en tenant le fourreau
de verre qui recouvre la tige d'ébonite entre les
doigts comme une plume à écrire. On soumet le col
à l'effluvation ou à l'étincelle pendant une dizaine
de minutes, et on répète les séances tous les deux
jours. Après l'opération on place un tampon gly-
cériné dans la vagin.

Comme je l'ai dit précédemment, pour pratiquer
facilement l'effluvation statique induite ou de
haute fréquence, on passe le fil qui va à l'électrode
dans un anneau métallique suspendu à 80 centi-

mètres environ au-dessus de la partie antérieure du lit à spéculum : de cette façon, ni la malade ni le médecin ne courent le risque d'être touchés par le fil qui porte les oscillations de haute fréquence; accident qui serait au reste sans danger, mais pour le moins désagréable.

Pour traiter les ulcérations du col, si je crois les effluves du courant d'Arsonval-Tesla et les effluves des courants statiques induits efficaces, tous deux, je donne néanmoins la préférence aux effluves statiques induits appliqués ainsi que je viens de l'expliquer et que le montre mieux encore la figure 29 (page 133); je crois ces effluves supérieurs parce que les courants statiques induits s'accompagnent d'une action motrice et que tout le muscle utérin se trouve pendant leurs applications soumis à une trémulation, à un véritable massage.

J'ai traité, en les utilisant comme seul procédé thérapeutique, à l'exclusion de tous topiques, cinq cas, et toujours avec un plein succès en un laps de temps allant de trois semaines à un mois.

J'ai même essayé deux fois l'effluve statique induit dans la métrite cervicale, en introduisant dans la cavité une fine tige de métal recouverte de verre (figure 28 modèle D page 130) vissée sur le manche de mon électrode à fourreau; je n'ai pas fait un assez grand nombre d'applications pour en tirer des conclusions; mais je crois néanmoins devoir signaler que cette pratique pourra constituer un moyen de traitement.

Dans les chancres mous du col, comme dans la chancrelle vulvaire, on pourra employer l'effluvation comme adjuvant du traitement.

§ 4. — *Affections périutérines.*

Salpingites. — Certains auteurs ont proposé contre les salpingites aiguës la faradisation avec la bobine à fil fin.

Je condamne absolument cette pratique, qui me paraît dangereuse.

La salpingite aiguë, comme toutes les affections aiguës fébricitantes, n'est pas du tout du ressort de l'électrothérapie; ainsi que je l'ai dit au commencement de ce chapitre.

Il n'y a lieu de discuter que le traitement des salpingites chroniques.

Les salpingites chroniques peuvent se diviser en cinq groupes :

1° Les salpingites catarrhales ;

2° Les hydrosalpingites ou épanchements liquides dans les cavités des trompes ;

3° Les pyosalpingites;

4° Les hématosalpingites ;

5° Les salpingites tuberculeuses.

On a proposé de leur appliquer les procédés électriques suivants : la faradisation à fil fin ou le courant ondulatoire, au début pour calmer la douleur; puis la galvanisation intra-utérine ou vaginale, pour les dissiper quand elles sont peu volumineuses ; et enfin l'électroponcture si les tu-meurs salpingiennes sont très saillantes.

Examinons quelles de ces manières de faire sont à appliquer, quelles sont à rejeter.

Mais auparavant il est nécessaire de préciser que *deux variétés de salpingites, les salpingites tuberculeuses et les salpingites purulentes, ne sauraient être traitées par l'électricité.* Point n'est besoin de longs commentaires pour expliquer cette exclusion du traitement électrique dans les salpingites tuberculeuses, assez rares au reste.

Il n'en est pas de même pour les salpingites purulentes; car certains auteurs (M. Regnier entre autres) ont préconisé contre elle la galvanisation intra-utérine avec des intensités très faibles il est vrai. Je repousse complètement cette pratique : vouloir faire traverser par des lignes de flux électrique une cavité close remplie de pus (c'est le cas dans les salpingites purulentes), c'est risquer de déterminer la dispersion de ce pus non stérile par les voies de la circulation et de produire ainsi une recrudescence inflammatoire. Cette crainte n'est point une vue de l'esprit.

Il m'est arrivé deux fois, quand j'ai voulu traiter des salpingites purulentes par ce procédé, alors que j'étais interne à Saint-Lazare, de faire naître des complications. L'observation suivante que j'ai publiée (1) me paraît des plus démonstratives sur ce point; aussi je crois utile de la reproduire :

(1) E. Albert-Weil, *loc citato,* p. 93.

M..., Jeanne, 19 ans, entre salle Sainte-Eléonore le 8 décembre 1894.

Réglée à 13 ans ; elle est déflorée à 16 ans ; et elle declare souffrir du ventre depuis ce moment-là. A 16 ans 1/2 elle eut une vaginite et une uréthrite ; puis quelque temps après une métrite pour laquelle elle fut soignée inutilement, jusqu'à son entrée à Saint-Lazare dans le service de M. Louis Jullien pendant que nous étions son interne.

M. L. Jullien lui fit un curettage. Le curettage fut suivi d'une guérison qui se maintint 3 mois ; mais depuis plus de 6 mois elle souffre comme auparavant ; elle perd beaucoup en blanc, et elle a des règles particulièrement douloureuses.

Etat actuel, 11 décembre. — Dans le cul-de-sac de Douglas on sent l'ovaire gauche gros comme un marron et extrêmement sensible à la pression du doigt ; il y a une latéroversion légère, comme si la matrice avait subi un mouvement de torsion. Le col est pointu, volumineux, présente un très petit orifice. L'hystérométrie est impossible ; on remet la tentative à une séance ultérieure : il doit y avoir de l'atrésie du col consécutive au curettage ; d'ailleurs la malade déclare que ses règles sont plus douloureuses qu'avant l'opération de M. Jullien.

Diagnostic. — Salpingite gauche et endométrite.

13 décembre. — Grâce à l'abaissement forcé à la vulve on peut introduire l'hystéromètre et mettre une mince luminaire pour dilater un peu l'orifice.

17 décembre. — La luminaire, enlevée le 14, a été suivie, le 15, de l'arrivée des règles un peu moins douloureuses qu'avant. On fait une séance galvanocaustique intra-utérine négative pour maintenir la dilatation (10 milliampères, 2 minutes), puis une galvanocaustic positive (20 milliampères, 10 minutes) sans renversement brusque.

19 décembre. — Notre application a été suivie de douleurs atroces avec sensibilité légère du ventre; la malade crie et ne supporte pas le toucher vaginal.

24 décembre. — Les souffrances s'atténuent un peu; et on refait une 2ᵉ séance galvanocaustique intra-utérine (20 milliampères, 10 minutes) accompagnée de badigeonnages à la teinture d'iode dans le Douglas.

27 décembre. — La séance électrolytique a été suivie comme la précédente de douleurs intolérables ; les pertes blanches se sont accrues et la malade refuse de se laisser électriser une 3ᵉ fois ; on lui ordonne des injections chaudes.

2 janvier. — Il semble que nos applications électriques intra-utérines aient donné comme un coup de fouet aux souffrances, que ni les injections chaudes, ni les cataplasmes laudanisés, ni les calmants (antipyrine, bromures) ne parviennent à calmer d'une façon durable.

La malade dans la suite fut opérée.

Restent donc les salpingites catarrhales, les hématosalpingites et les hydrosalpingites.

Ces affections peuvent tirer bénéfice de l'électrothérapie, surtout si elle est employée concurremment avec les grandes irrigations d'eau chaude.

L'intervention électrique doit être curative et sédative : elle consistera en galvanisations intra-utérines avec l'électrode soluble suivie de faradisations au fil fin ou d'applications ondulatoires. La galvanisation intra-utérine guérira l'endométrite si souvent concomitante et, par l'action interpolaire et par l'action vasomotrice, agira sur la salpingite et la dissipera. La faradisation à fil fin ou l'ondulatoire calmera la douleur.

La technique de la galvanisation sera celle que j'ai exposée en parlant des métrites (p. 160). On emploiera l'électrode soluble de cuivre ou d'argent. Mais l'intensité ne dépassera pas 30 à 40 milliampères. La séance sera d'un quart d'heure.

Avant de retirer les électrodes (électrode indifférente de l'abdomen et tige intra-utérine) on les reliera aux appareils pour la faradisation (fig. 12, page 54); et, agissant suivant la technique générale, on fera subir à la malade cinq minutes de faradisation à fil fin, avec la plus grande intensité possible.

Si l'installation de l'électricien est munie d'un combinateur Watteville, un simple mouvement de la manette permettra de passer très simplement de l'application galvanique à l'application faradique.

Après cette faradisation on retirera l'hystéromètre de l'utérus; s'il n'est point libéré de son adhérence avec l'eschare, on fera encore subir à la malade deux ou trois minutes de galvanisation intra-utérine négative; ce qui permettra sa facile extraction.

Si on préfère, avec M. Apostoli, le courant ondulatoire à la faradisation, on fait l'application galvanique comme précédemment; mais à la fin de l'opération on retire l'hystéromètre de façon à ne le laisser que dans la cavité cervicale. On relie les deux électrodes aux deux pôles de l'appareil à courant ondulatoire, en veillant à ce que le pôle positif soit sur l'électrode active. On fait passer le courant suivant la technique générale (page 85) avec une intensité de 15 à 20 milliampères et un nombre de périodes de 1,500 à 2,000 pendant 5 minutes. Puis on interrompt graduellement l'application.

Je fais remarquer, comme je l'ai déjà fait, que si l'on possède le dernier appareil faradique de Gaiffe à déplacement de la bobine induite, le courant faradique qu'on pourrait lancer dans l'organisme en déplaçant la manette du combinateur, quand cet appareil est relié au combinateur Watteville, sans rien toucher aux électrodes, est sensiblement ondulatoire.

Dans ma pratique, j'emploie la galvanisation, suivie de faradisation : les quelques cas que j'ai traités ont tous été améliorés. Je fais des séances deux fois par semaine et ordonne en même temps des irrigations chaudes. Mes malades ont été guéries en un nombre de séances variant de deux à douze ; — je dois avouer qu'il s'agissait chaque fois de salpingites catarrhales peu volumineuses : c'est néanmoins un résultat intéressant, car les chirurgiens n'ont que trop tendance à pratiquer la castration.

Quand les salpingites sont très volumineuses, elles peuvent faire saillie dans les culs-de-sac ; le doigt promené autour du col peut sentir de véritables poches manifestement remplies de liquide, sérosité ou pus.

On a proposé l'électroponcture contre ces grosses salpingites; électroponcture, pratiquée, bien entendu, au lit de la malade avec la technique suivante :

Après antisepsie parfaite du vagin qu'on aura déjà préparé à l'intervention, quelques jours auparavant, par des lavages et des tamponnements, avec de la gaze antiseptique, on introduit sans spéculum, en se guidant sur l'index de la main droite préalablement soigneusement désinfectée, un fin trocart de platine ou d'acier, et on l'introduit dans le point le plus saillant de la paroi vaginale soulevée. On enfonce ce trocart à une profondeur variable jusqu'à ce qu'il soit arrivé au contact de la paroi interne de la poche. Une fois qu'il est bien placé, on fait glisser sur lui une sonde en gomme pour protéger le vagin contre toute cautérisation. On le relie au pôle positif; on place sur le ventre l'électrode indifférente et on fait passer le courant continu suivant la technique générale (page 52). Si la femme n'a pas été endormie pour l'opération on donne toute l'intensité qu'elle peut supporter; si elle est endormie, on peut monter à 150 et même 200 milli-ampères. La durée de l'application est de cinq minutes. Quand elle est finie on place un tampon de gaze antiseptique dans le vagin. Une seule séance suffit généralement. L'eschare tombe en général vers le cinquième jour, et il s'établit une fistule qui sert de voie de drainage.

Les effets immédiats de cette électroponcture

sont assez douloureux : irradiations, ténesme, etc.

Selon les partisans de cette intervention, les salpingites commenceraient à diminuer après le cinquième jour et à disparaître ensuite. Je ne mets pas en doute les bons effets que quelques-uns ont obtenus ; mais je crois néanmoins, que cette manière de faire est dangereuse, bonne tout au plus à être employée chez des malades très anémiées et incapables de supporter une opération.

Les grosses salpingites, à mon sens, ne sont tributaires que de la chirurgie.

Ovarites. — Les ovarites sont des lésions rarement isolées ; elles compliquent souvent les salpingites : le traitement électrique qu'on peut leur appliquer est le même que celui des salpingites ; on ne l'emploiera que pour les ovarites catarrhales.

Permétrites. Cellulites. — Les inflammations périutérines ne sont pas toujours localisées aux annexes, elles peuvent siéger dans toute la périphérie de l'utérus, dans tout le petit bassin ; elles constituent les pelvicellulites, les pelvipéritonites, suivant qu'elles occupent le tissu cellulaire lâche dans lequel plonge l'utérus ou qu'elles atteignent les feuillets péritonéaux qui, dans leurs replis, enferment le tissu cellulaire et les organes générateurs.

Ces inflammations peuvent être aiguës, subaiguës ou chroniques. Aiguës, elles ne sont pas justiciables de l'intervention électrique : elles doivent être traitées par les agents qui peuvent arrêter la marche de l'infection ou évacuer hors de l'organisme les produits virulents : c'est dire que le repos, l'immobilité, la compression, les injections chaudes, le drainage et enfin l'intervention chirurgicale sont les meilleures armes de la thérapeutique.

La faradisation à fil fin avec une électrode vaginale bipolaire, proposée en 1884 par M. Apostoli, ne me paraît pas leur convenir ; cette pratique peut amener une légère sédation de la douleur, mais ne peut agir sur la virulence microbienne ; au contraire, par son action vasomotrice, je craindrais plutôt qu'elle ne propage l'infection.

Je ne crois pas non plus à la valeur de l'électroponcture quand un véritable abcès chaud s'est développé autour de l'utérus et vient faire saillie dans les culs-de-sac. On a proposé soit de laisser évacuer le liquide par le trocart, puis de faire passer le courant, soit de faire la poncture, distribuer le courant, et seulement ensuite laisser évacuer le liquide. C'est compliquer, à mon avis, sans grand profit, l'opération de Laroyenne, dont les bons effets sont indéniables ; il vaut mieux, quand c'est encore possible, faire en ces cas cette opération, laisser les phénomènes inflammatoires tomber, grâce à des irrigations, et ne faire intervenir l'électricité que plus tard, pour combattre la périmétrite chronique et les adhérences qui s'établissent forcément à sa suite.

Les périmétrites chroniques, à l'exception de

celles qui sont compliquées de suppurations pelviennes, peuvent retirer en effet les plus grands avantages d'une judicieuse intervention électrique. Cette intervention réunit surtout dans ces variétés de périmétrites où l'utérus est comme fixée, enclavé dans le petit bassin, grâce à un véritable filet d'adhérences qui l'enserre.

Le traitement électrique comprendra chaque fois deux actes successifs : une galvanisation intra-utérine, puis une faradisation intra-utérine de la bobine à fil fin avec une grande fréquence des interruptions. Comme pour les salpingites catarrhales, je pratique des galvanisations intra-utérines au moyen de l'électrode d'argent ou de cuivre, pendant un quart d'heure à chaque séance et avec des intensités de 3o à 4o milli-ampères. Les applications sont répétées deux fois par semaine et sont suivies chaque fois de faradisations intra-utérines pendant cinq minutes sans changer en rien la position des électrodes.

La galvanisation agit sur l'exsudat; la faradisation calme l'élément douloureux et excite la contractilité utérine : ce traitement électrique agit aussi rapidement que le massage vibratoire, et de plus a l'avantage de s'attaquer localement à l'infection de l'endomètre qui complique presque tous les cas de périmétrites.

CHAPITRE II

MALADIES NÉOPLASIQUES ET KYSTIQUES

§ 1er. — *Affections de la vulve.*

Nævi materni et Angiomes de la vulve. — Les nævi materni peuvent siéger soit à la vulve, soit sur la muqueuse vaginale. Ils peuvent constituer de simples taches planes ou former de véritables tumeurs pédiculées ou sessiles, d'aspect verruqueux, dont le développement est quelquefois hypertrophique. Il en est de deux sortes : les uns sont vasculaires et constituent les angiomes ; les autres ne sont que des taches pigmentaires.

Quelle que soit leur variété, au reste, l'électrolyse est le traitement de choix à leur opposer : c'est le meilleur à cause de la facilité de son application, du peu de délabrement qu'il détermine et de la beauté du résultat.

On a recours à la galvanoponcture, en enfonçant dans la tumeur un certain nombre d'aiguilles; suivant qu'on relie les aiguilles à un seul pôle, ou qu'on les sépare en deux groupes pour rattacher chaque groupe à un pôle différent, on applique la méthode mono ou bipolaire.

La méthode bipolaire est préférable le plus souvent. Si le nævus ou l'angiome sont en surface, l'action avec cette méthode sera énergique; car il se formera un caillot et une électrolyse au voisinage des deux pôles; et de plus la densité électrique sera très considérable dans tout l'espace qui s'étend dans la tumeur d'un groupe d'aiguilles à l'autre. Mais si la tumeur est pédiculée, le but à atteindre n'est plus la mortification de la tumeur; mais bien la mortification de son pédicule : la méthode monopolaire alors conviendra plutôt, ainsi que l'a indiqué M. Debédat. Des points d'implantation des aiguilles à l'électrode indifférente placée sur l'abdomen, le courant se propage suivant des lignes de force qui toutes passent par le pédicule; la densité électrique est maximum au niveau du pédicule et l'on conçoit qu'ainsi la tumeur pourra tomber à la suite des applications. Mais on n'aura recours à la méthode monopolaire que dans le cas de nævi pédiculés; dans tous les autres cas, on recourra à la méthode bipolaire.

On appliquera cette méthode de la façon suivante : on prend un certain nombre de très fines aiguilles (il est préférable de se servir de fines aiguilles d'or ou de platine iridié; mais si on n'en possède point, on peut recourir à des aiguilles d'acier : leur seul inconvénient est de s'abîmer par suite de leurs réactions chimiques avec les produits de l'électrolyse). Pour les stériliser, on les fait bouillir pendant 1/4 d'heure environ; on les refroidit dans une solution antiseptique et on les essuie avec de l'ouate stérilisée. On les badigeonne ensuite jusqu'à deux ou trois millimètres de leur extrémité avec un bourdonnet d'ouate trempé dans la gomme laque et on laisse refroidir : on obtient ainsi des aiguilles dont la seule partie active est la pointe.

La malade se couche alors sur son lit et on procède minutieusement à la toilette antiseptique de la région à opérer. Puis on enfonce à la périphérie du nævus, en les espaçant tous les 3 ou 4 millimètres, une série d'aiguilles dont le nombre varie avec la grandeur de la lésion. En général il est utile d'insensibiliser le nævus soit avec des pulvérisations au chlorure d'éthyle, soit avec des badigeonnages à la cocaïne en solution au 1/100me. Avec cette précaution, la mise en place des aiguilles se fait très facilement. Il faut veiller à ce que les aiguilles ne se rencontrent pas à l'intérieur du nævus; car si la rencontre a lieu entre deux aiguilles qui sont de même polarité, pendant le passage du courant cette rencontre détermine une eschare considérable; et si la rencontre a lieu entre deux aiguilles de polarité opposée, cette rencontre produit un véritable court circuit.

Quand les aiguilles sont en place, on fixe sur chacune d'elles, au contact du métal non verni, une serre-fine munie d'un mince fil métallique; on réunit les fils des aiguilles d'une portion du pourtour en un seul faisceau; on fait de même pour les fils des aiguilles de l'autre portion et on attache, au moyen de bornes à vis à deux trous, ces faisceaux de fils aux conducteurs qui viennent des appareils à courant continu.

On maintient bien en place les deux groupes d'aiguilles et on distribue le courant galvanique suivant la technique générale (page 40). L'intensité du courant peut être élevée jusqu'à 60 milliampères ; mais le vrai guide est la tolérance de la malade ; la durée de l'application est d'une dizaine de minutes jusqu'à ce qu'au pourtour de chaque aiguille se voie nettement une zone grisâtre qui limite les parties atteintes. Après la diminution graduelle de l'intensité, on fait un renversement de courant pendant une ou deux minutes pour permettre l'extraction facile des aiguilles. Il se produit quelquefois une légère hémorrhagie ; mais une très faible compression suffit pour l'arrêter. On recouvre ensuite la région traitée d'un pansement antiseptique et on recommande à la malade de rester couchée un jour ou deux. On refait une nouvelle séance 8 à 10 jours après et l'on continue jusqu'à disparition totale du tissu vasculaire.

Si l'on avait appliqué la méthode monopolaire, la technique eût été la même : toutes les aiguilles auraient été reliées au pôle positif, car incontestablement le caillot positif est le plus ferme et le plus adhérent ; l'électrode indifférente, placée sur l'abdomen, aurait été reliée au pôle négatif ; mais, je le répète, la méthode monopolaire n'est de mise que pour les tumeurs pédiculées.

Verrues. — Les verrues vulvaires sont rares ; leur traitement est le même que celui des nævi materni : la galvonoponcture bipolaire ; en général il suffit de relier chaque pôle à une seule aiguille enfoncée bien parallèlement à la peau. Si la verrue est pédiculée et non sessile, on aura recours à la méthode monopolaire.

Végétations. — Les végétations de la vulve ont aussi été appelées *verrues molles ;* elles sont constituées par de petits papillomes rouges, dont l'aspect rappelle assez bien des portions de choux-fleurs ; d'où leur nom populaire. Elles peuvent être isolées ou réunies en nappe ; elles siègent sur toute la surface vulvaire : mais le plus souvent à la fourchette ou au voisinage du capuchon cli-toridien ; elles sont ou sessiles ou pédiculées. Quand l'antisepsie et les toilettes vaginales ne les ont pas fait s'atrophier ou tomber, on emploie, le plus souvent, pour les guérir, le râclage avec les doigts ou avec la curette ou le galvano-cautère ; mais ces opérations sont réellement douloureuses et accompagnées d'écoulement sanguin quel-quefois abondant : aussi chez les malades timorées, et surtout pour les végétations sessiles en nappe, sera-t-il bon d'user de l'électrolyse suivant le pro·cédé que j'ai indiqué pour les nævi.

Kystes. — L'on peut rencontrer à la vulve des kystes de diverses natures : kystes séreux, kystes sébacés, kystes dermoïdes ; ces kystes peuvent exister dans les diverses parties des organes génitaux externes ; mais le plus souvent ils occupent la glande de Bartholin ou siègent au niveau de la fourchette.

Au procédé médical de traitement, on peut opposer avec avantage le traitement électrique, qui convient aussi bien aux kystes liquides qu'aux kystes sébacés. La modalité électrique employée sera le courant galvanique avec la même technique que celle que j'ai exposée pour les abcès ; on fera avec un trocart de platine ou d'acier la cautérisation tubulaire ; l'électrode indifférente sera constituée comme à l'habitude et placée sur le ventre. Le courant galvanique sera distribué suivant la technique générale (page 32); l'intensité sera de 30 à 40 milliampères et la durée de chaque séance dix minutes : le pôle actif, relié au trocart, pourrait être indifféremment le pôle positif ou le pôle négatif. Mais il est préférable, dans le cas des kystes, quand on ne recherche pas l'action antiseptique, mais des effets de diffusion et de désintégration, d'employer le pôle négatif. Après la séance de galvanisation, on peut évacuer le kyste s'il est liquide ; mais ce n'est point indispensable : quel que soit le contenu, le kyste, au bout de huit à dix jours, se vide complètement et ses parois s'éliminent ; si ce fait ne se produisait pas, on recommencerait une nouvelle application. Bien entendu, chaque séance est toujours accompagnée

d'une réaction inflammatoire périphérique assez
forte et la malade est obligée de garder le lit deux
ou trois jours.

Ce traitement convient particulièrement pour
les kystes de la glande de Bartholin ; quand le
kyste est à ramifications étendues, on est souvent
obligé de faire plusieurs ponctures, à douze ou
quinze jours d'intervalle, l'une de l'autre.

Lipomes. Fibromes de la vulve. — Les fibromes et les lipomes de la vulve sont des affections rares; le traitement de choix est le traitement chirurgical ; mais si les malades refusent l'intervention
opératoire, on pourra essayer la galvanisation externe. On recouvrira la tumeur d'une forte couche
d'ouate hydrophyle mouillée, d'au moins un centimètre à deux centimètres d'épaisseur; on placera
par-dessus une plaque mince d'étain ou de plomb
qu'on incurvera de façon à la maintenir contre la
tumeur; on reliera cette plaque au pôle négatif des
appareils à courant constant; on fermera le courant par une autre électrode placée sur le ventre;
on la constituera comme à l'habitude. On distribuera le courant suivant la technique générale
(page 32) avec l'intensité maxima que la malade
pourra supporter. Les séances seront quotidiennes
et dureront dix minutes.

Ces galvanisations peuvent enrayer le développement des lésions; mais il ne faudrait pas compter
sur une grande rapidité d'action.

Quand la tumeur siège sur les petites lèvres,

on peut pratiquer la galvanisation sur ces deux faces : on place alors de l'ouate mouillée des deux côtés, et on donne à la plaque métallique la forme d'une couverture de livre enserrant entre ses deux surfaces planes la petite lèvre et les couches d'ouate ; mais pour que cette électrode tienne en position il faudra la soutenir avec la main, pendant toute la durée de la galvanisation.

Esthiomène. — L'esthiomène est une affection mal déterminée, mais très probablement de nature tuberculeuse. Il est probable que l'effluve de haute fréquence ou l'effluve statique induit aurait une influence heureuse sur son évolution.

Cancer de la vulve. — Le cancer de la vulve doit toujours être opéré ; ce n'est que quand il a pris de trop vastes proportions qu'on peut proposer comme moyens palliatifs le traitement électrique sous forme de galvanisation ou d'électrolyse.

La galvanisation sera appliquée suivant la technique dont MM. Bergonié et Hirigoyen (1) ont usé avec succès dans un cas de tumeur maligne du sein. L'électrode négative constituée d'ouate mouillée recouverte d'une lame métallique moulera la tumeur ; l'électrode indifférente sera sur le ventre ; l'intensité sera de 3o à 4o milliampères ;

____

(1) Bergonié et Hirigoyen. Un cas de tumeur du sein réputé maligne guérie par les courants continus. *Archives d'électricité médicale*, 1898, p. 236.

les séances auront lieu tous les deux jours et auront chaque fois une durée de dix minutes.

L'électrolyse sera appliquée, soit suivant la technique de M. Betton-Massey, soit suivant celle de MM. Videbeck et Max Melchior.

M. Betton-Massey emploie la décomposition électrolytique d'oxychlorure de zinc et de mercure et leur pénétration dans l'organisme sous l'influence de très hautes intensités (1000 milliampères). Il décrit ainsi sa méthode (1) :

« L'électrode active est une canule de 18 carats d'or, recouverte de platine, pour en accroître la durée lorsqu'on doit appliquer la cataphorèse purement mercurielle. La portion d'électrode à introduire dans la tumeur est amalgamée abondamment avec du mercure.

« Après l'introduction, un excès du mercure métallique est injecté par le centre tubulaire de l'instrument, au moyen d'une seringue de verre qui y est attachée par un morceau de tuyau de caoutchouc.

« Cet excès de mercure a pour but d'entourer l'extrémité active de l'électrode, à l'intérieur de la tumeur, afin d'assurer un afflux suffisant de ce métal durant l'action du courant puissant ; car autrement la pointe d'or deviendrait en peu d'instants dégarnie (dépourvue) de ce métal. La tige

____

(1) Betton-Massey, *Société française d'élect.*, 1899. (*Bulletin*, p. 130.)

de l'instrument est isolée avec de la cire ou du caoutchouc fondu, lorsque l'application est faite à l'intérieur d'une cavité naturelle.

« Dans les cas où il y a lieu de détruire une grande quantité de tissu, ou lorsqu'il est difficile d'injecter le mercure, je me suis servi d'électrodes munies d'une pointe solide de zinc amalgamée abondamment avec du mercure, ce qui a pour effet la formation et le rayonnement des oxychlorures mélangés de mercure et de zinc et l'élargissement de la zone de nécrose, avec le même courant et la même durée.

« L'électrode indifférente ou négative est faite d'une grande plaque de plomb à laquelle est attachée une tige de communication convenable et sur laquelle est placé un volumineux coussin fait de huit à neuf couches de coton épais bien imbibé d'eau. Cette plaque et ce coussin sont au moins aussi larges que la partie postérieure du tronc du malade.

« Le malade est couché là-dessus durant l'opération. Le lit d'opération sera, de préférence à une table, un lit à ressort couvert d'une étoffe caoutchoutée, afin que ce coussin puisse demeurer en contact uniforme avec la peau durant les mouvements faits naturellement par une personne placée sous l'influence de l'éther.

« Le malade est placé sur ce lit et ce coussin, après que tous les appareils ont été mis en ordre et essayés. Lorsqu'il est tout à fait sous l'action de l'éther, l'électrode active est introduite dans le centre de la tumeur, le mercure injecté et le courant établi d'une façon graduelle, en évitant toute secousse, toute brusque augmentation d'intensité. La zone de nécrose commencera à apparaître bientôt sous l'influence d'un courant puissant, avec les caractères d'une surface molle, de couleur brune, s'étendant dans tous les sens autour de l'électrode.

« Après un nombre variable de minutes, la tumeur tout entière s'amollit au fur et à mesure que cette zone s'accroît ; la fermeté musculaire des tissus affectés fait place à un ramollissement pâteux, comme si la tonicité cellulaire disparaissait en [même temps que la vitalité s'éteint dans les cellules affectées. L'opération doit être continuée jusqu'à ce que la zone de nécrose atteigne les limites apparentes de la tumeur, attendu que c'est uniquement de l'étendue de la zone d'infiltration que dépend la destruction des cellules extérieures. L'escarre ainsi formée est insensible et inodore; elle se sépare au moment voulu et la cavité qu'elle laisse peut se remplir de granulations saines. »

MM. Videbeck et Max Melchior (1) emploient l'électrolyse à très hautes intensités (500 milliampères) comme auxiliaire de la chirurgie : ils enlèvent tout ce qu'on peut enlever et électrolysent le reste avec de grandes aiguilles; par suite de l'action interpolaire, la mortification se produit bien

(1) Videbeck. *Société française d'électrothérapie.* Janvier 1899, p. 74.

au delà des points accessibles. M. Videbeck a aussi essayé l'électrolyse sans lui associer le traitement chirurgical, et récemment il a publié un cas de tumeur maligne de la vulve guéri en une séance par la méthode galvanique bipolaire (40 ma.).

Malgré les succès qu'ont donnés les courants continus, à ces auteurs dans le traitement du cancer, et quelque beaux que soient leurs résultats, il faut bien se rappeler que la question est loin d'être résolue et qu'il est nécessaire d'être prudent dans ces tentatives, car d'autres observateurs ont cru voir l'électrolyse donner un coup de fouet aux tumeurs malignes. — Aussi devra-t-on les employer rarement ; et, après une ou deux galvanisations ou électrolyses profondes, selon le procédé que l'on veut expérimenter, faudra-t-il renoncer au traitement si l'on ne constate pas d'amélioration.

§ 2. — *Affections de l'urèthre, de la vessie et du vagin.*

Polypes de l'urèthre. — Les tumeurs bénignes du méat urinaire sont de diverses natures : glandulaires, vasculaires ou papillaires. Elles peuvent être pédiculées ou sessiles.

Un des procédés de traitement les plus rapides qu'on puisse leur opposer est l'ablation au ciseau ou le râclage. Pour les petits polypes pédiculés ce sera le meilleur mode de traitement; pour les polypes sessiles en nappe et profonds, je crois qu'il faudra préférer l'électrolyse : grâce à elle, sans délabrement et sans émissions sanguines, la guérison est obtenue.

On a préconisé, comme traitement électrique de ces polypes, la galvanisation de tout le canal uréthral grâce à l'introduction d'une tige de charbon reliée au pôle positif ou négatif, alors que l'électrode indifférente est sur l'abdomen. Je ne recommande pas cette pratique : il est tout à fait inutile d'électrolyser toute la paroi uréthrale alors qu'une seule de ses parties est malade.

J'emploie l'électroponcture pratiquée à la base du polype parallèlement à la surface du canal.

Après avoir fait uriner la malade, je lave la vulve avec une solution antiseptique; puis je dilate le canal uréthral en y introduisant successivement plusieurs bougies Béniqué. Quand le canal est suffisamment élargi, je le maintiens béant avec une petite spatule placée sur la paroi opposée à celle où siègent les polypes : puis j'introduis parallèlement à la paroi uréthrale, à la base des polypes, une ou deux aiguilles stérilisées et enduites de gomme laque jusqu'à un centimètre environ de leur extrémité, je place, sur l'extrémité supérieure de chacune d'elles, en un point d'où j'ai enlevé la gomme laque une petite serre-fine munie de son fil métallique; je joins ensemble ces deux fils et je les fixe au fil venant du pôle négatif d'un appareil à courant constant. L'électrode indifférente positive est placée sur l'abdomen. Je fais passer un courant de 5 à 15 milli-ampères, pendant 10 minutes, suivant la technique générale (page 32).

Deux ou trois séances suffisent; les polypes tombent vers le huitième jour. Si, après la chute de plusieurs polypes, il en reste encore, on continue l'application du même traitement.

Généralement après chaque séance, la malade accuse un ténesme uréthral assez intense et a des phénomènes de rétention d'urine; phénomènes qui disparaissent généralement une ou deux heures après. Une fois seulement, j'ai été obligé de revenir sonder une malade dix heures après l'électrolyse; je crois d'ailleurs avoir employé dans ce cas une intensité trop forte.

Papillomes de la vessie.—Le Dr Luis Cerera (1) a publié, en 1896, l'observation d'une dame devenue cachectique à la suite d'hématuries dues à des papillomes vésicaux, que 19 interventions électriques guérirent complètement. Le procédé employé avait été le suivant : il avait placé chaque fois une sonde électrode dans la vessie; avait injecté par la sonde une solution de chlorure de sodium; puis avait fait passer le courant continu, pendant 7 minutes, avec une intensité de 15 à 35 milliampères, après avoir fermé le circuit au moyen d'une électrode placée dans le vagin sous forme de tampon.

____

(1) Luis Cerera. *Revista de medecina, cirujia y farmacia.* Julio 1896, n° 7.

A la suite de la première séance, l'amélioration avait déjà commencé à se montrer.

On pourra appliquer la même technique dans des cas analogues.

Kystes du vagin et du col. — Les kystes considérables du vagin réclament l'intervention chirurgicale; les petits kystes peuvent être traités par l'électroponcture (méthode monopolaire), suivie ou non d'évacuation de la poche), suivant la technique exposée pour les kystes de la vulve.

Cancer du vagin. — Dans les cas de cancer inopérable on pourra essayer l'électroponcture bipolaire (méthodes de Betton-Massey ou de Videbeck) suivant la technique que j'ai exposée en parlant des cancers de la vulve.

§ 3. — *Affections de l'utérus.*

Fribromes de l'utérus. — Suivant leur siège et leur constitution macroscopiques, les fibrômes se manifestent par des symptômes différents. Ces symptômes qui peuvent être réunis ou exister isolément sont tantôt des métrorrhagies répétées et abondantes, soudaines quelquefois, tantôt un écoulement hydrorrhéique permanent, tantôt une leucorrhée muqueuse ou purulente, tantôt des douleurs extrêmement pénibles, tantôt un développement considérable de l'abdomen, tantôt des phénomènes de compression des organes voisins, reins ou vessie.

Les fibromes utérins constituent essentiellement une maladie aux formes cliniques et anatomiques variées : aussi l'on conçoit facilement que la thérapeutique à leur opposer ne doit pas être unique : il y a des traitements des fibrômes et non pas un seul.

L'erreur de nombre de ceux qui ont proposé, contre eux, un traitement soit médical, soit chirurgical, soit électrique est d'avoir indiqué leur méthode comme une méthode générale, au lieu de délimiter bien exactement ses indications.

C'est pour avoir été présentés dès l'abord comme la panacée qui, faisant éclater l'insuffisance de tous les autres traitements, devait déterminer leur abandon définitif, que les procédés électriques ont été si longtemps à acquérir leur rang légitime dans l'arsenal à opposer aux diverses variétés de fibrômes.

Jamais traitements n'ont été en effet plus discutés. Les opinions les plus contradictoires ont été émises à leur sujet.

La méthode d'Apostoli, qui, formulée en 1884, constitue la première méthode systématisée de thérapeutique électrique des fibromes, a été l'objet des débats les plus passionnés.

Les uns, comme Thomas Keith, en ont été enthousiastes :

« Il est heureux, » a écrit cet auteur, « pour les malades affligées d'une tumeur de l'utérus qu'il n'importe plus maintenant de savoir quelle est la meilleure des anciennes méthodes chirurgicales de les opérer. — La question n'est plus de discuter ou de dire si les ovaires peuvent être oui ou non excisés, si la méthode extra ou intra-péritonéale est le meilleur procédé d'hystérectomie abdominale, si la convalescence dure dans un cas six semaines et dans un autre vingt jours; mais il importe à cette heure de donner le pas sur tous les autres traitements à celui qui appartient au Dr Apostoli. Si les améliorations dues à ce traitement, continué en temps suffisant, restent permanentes (ce que nous affirme le témoignage du Dr Apostoli et dont je puis confirmer par ma propre expérience toutes les déclarations), la conséquence qui s'impose c'est que l'hystérectomie ou la castration, pour le traitement des fibromes, verront de plus en plus leur champ d'action se rétrécir.

« Je suis si impressionné par ce que j'ai vu de sa nouvelle méthode que je me considérerais comme coupable d'un acte criminel (*criminal act*) si je conseillais désormais à une malade de courir le danger de mettre sa vie en péril et surtout en tel péril, par les anciennes méthodes, avant de s'être entièrement soumise au nouveau traitement du Dr Apostoli. »

D'autres, au contraire, lui ont dénié toutes vertus. « Depuis 1827, époque à laquelle a été faite la première application sérieuse du courant électrique, » a écrit LawsonTait (1) à propos du traitement des myomes, « l'électricité a toujours été, à part quelques exceptions près, une sourcede désappointement pour certains praticiens, tandis que d'autre part elle a toujours été pour d'autres une véritable mine d'or ». Bantock, Mansell Moulin, Lawrence, Terrillon et d'autres ont professé une opinion analogue.

L'on comprend donc comment M. Pozzi a pu dire dans son traité :

« Il est très difficile, encore aujourd'hui, de formuler un jugement sur la valeur de l'électrolyse appliquée au corps fibreux.On a pu voir les gynécologistes se diviser en deux camps à ce sujet, soit à la Société gynécologique de New-York, soit à celle de Londres ou de Berlin.

D'une importante discussion à la Société de chirurgie, il semble aussi résulter que l'on a exagéré la valeur de cet agent thérapeutique au point de vue de la diminution des tumeurs. — Quand celle-ci se produit elle n'est jamais que momentanée et cesse dès qu'a cessé l'emploi de l'électricité. — Mais la majorité des observateurs reconnaît qu'elle diminue les hémorrhagies et les douleurs, d'une façon manifeste et améliore l'état général; sans tomber dans les exagérations de Thomas Keith, qui déclare criminel quiconque pratique l'hystérectomie, sans avoir auparavant essayé

(1) Lawson Tait. *Bulletin médical.* 1887.

l'électricité, il faut se souvenir qu'il y a une ressource thérapeutique qu'il n'est plus permis de négliger dans le cas où une intervention opératoire, ne paraîtrait pas offrir les chances de guérison radicales. »

On comprend, de même, comment Reaves Jackson (1) a pu écrire : « En ce procès, la mission du juge est particulièrement difficile et délicate... il est très difficile à l'heure actuelle de prévoir le jour où il sera possible de rendre un jugement. Les faits sont loin d'être complètement acquis. — Cutter et Apostoli, Keith, Gœlet, Martin, Massey, Rochwell, Smith et d'autres sont toujours à l'œuvre et leurs expériences ne cessent de nous fournir des matériaux nouveaux. De leur côté, les chirurgiens, dont le nombre s'accroît sans cesse, Joseph Price notamment, Homans, Tait, Bantock, A. Martin, travaillent avec ardeur. Impossible de dégager une idée précise des publications innombrables de ces 25 dernières années en électrothérapie. On y retrouve à chaque pas des assertions contradictoires. D'autre part, il est évident que la plupart des observateurs manquaient des notions les plus élémentaires en électricité, confondant souvent courants galvaniques et courants faradiques, pôle positif et pôle négatif. »

Actuellement pourtant, il est possible de sortir de l'indécision. L'électricité doit être moins ambi·

(1) Reaves Jackson. *Electricité et chirurgie en gynécologie. Intern. méd. Magazine,* juillet 1893, p. 531.

tieuse, et ne point avoir la prétention de s'adresser à tous les fibrômes, mais bien à un groupe nombreux de ces affections.

M. Richelot (1) écrivait naguère qu'il consentait à n'opérer que des femmes chez qui l'usage de l'électricité n'aurait pas réussi. Les électriciens ne doivent pas tout demander aux chirurgiens, car sur certaines formes de fibromes, l'électricité ne peut rien et le couteau reste le libérateur. Mais ils ne doivent non plus accepter qu'on ne veuille accorder à leur traitement, bien conduit, qu'une valeur palliative, dans les cas inopérables et chez les personnes qui repoussent de parti pris le bistouri : l'électricité est vraiment curative et vaut mieux que cela.

A mon sens, il est, au point de vue clinique et thérapeutique, trois groupes de fibromes ; dans le premier sont ceux qui peuvent guérir à peu près sans traitement ; dans le second, ceux qu'il faut opérer, et dans le troisième ceux qui retirent de l'électrothérapie les plus grands bénéfices.

Certains fibromes, en effet, en plus grand nombre qu'on ne le croit généralement, passent inaperçus, ou si on les découvre c'est à l'occasion de toutes autres lésions. D'autres se manifestent par une leucorrhée légère, une hémorrhagie de peu de violence et restent ensuite toujours silencieux.

L'hygiène, les soins antiseptiques sont le plus

____

(1) Richelot. *Union médicale*, 1895, 2 février.

souvent suffisants comme procédés à leur opposer :
il faut les surveiller, et être prêts à les traiter ri-
goureusement s'ils s'accroissent ou se traduisent par
des phénomènes subjectifs ou objectifs ; mais les
traiter électriquement quand ils ne constituent
qu'une lésion anatomique n'est nullement nécessaire.

D'autres fibrômes, au contraire, s'accroissent
avec une très grande rapidité, produisent des phénomènes de compression des organes voisins, et
peuvent être accompagnés de métrorrhagies violentes : ce serait une faute de tenter leur traitement
électrique, car ce serait risquer de perdre un temps
précieux ; plus tard quand l'opération serait devenue
tout à fait inévitable, elle se présenterait dans des
conditions moins faciles par le fait même de la
temporisation.

Aussi faut-il opérer ces fibrômes, sans délais.

D'autres sont constitués par des tumeurs très
dures, souvent mobiles dans la cavité péritonéale,
rattachées au corps de l'utérus par un pédicule
quelquefois bien mince : «l'électricité agit sur eux
comme sur une pierre,» comme dit M. Richelot ; et
l'opération, au reste, est si bénigne, une simple
myomectomie, qu'il n'y a même pas lieu de discuter sa nécessité.

D'autres s'accompagnent d'un flux liquide extrêmement abondant, véritable hydrorrhée qui peut
atteindre quatre litres et plus, chaque jour. D'autres sont, en somme, la juxtaposition de plusieurs

kystes ou plutôt constituent un kyste multiloculaire à parois épaisses et dures : l'expérience a démontré aujourd'hui que l'électricité ne leur convient pas et ne peut rien contre eux; l'intervention opératoire doit être la règle. Je sais bien pourtant que M. Le Bec (1) en 1891 a rapporté trois cas de tumeurs fibreuses kystiques guéries par la galvanoponcture ; mais il suffit de lire attentivement ses trois observations pour saisir tous les dangers de cette pratique et pour trouver légitime l'exclusion que je viens de prononcer.

Dans toutes les autres variétés de fibrômes, le traitement électrique peut être très légitimement entrepris, aussi bien chez les femmes vigoureuses que chez celles qui sont cachectisées et ne sauraient supporter une opération chirurgicale. Dans les fibrômes interstitiels, dans les fibrômes hémorrhagiques, dans les fibromes mous sans géodes, le traitement électrique constitue véritablement le traitement de choix : l'expérience et les nombreuses observations publiées par des hommes dignes de foi le démontrent surabondamment. Je ne dis pas que l'électricité guérira toujours ces divers fibrômes (quelle est la thérapeutique dont on pourrait faire tel éloge?), mais elle les guérira le plus souvent; et d'ailleurs, si elle n'apporte pas la guérison, et si les symptômes dangereux ou gênants persistent il ne sera pas trop tard pour recourir ensuite à la chi-

(1) Le Bec, *Revue intern. d'électricité*, août 1891.

rurgie : mais ce ne sera qu'en désespoir de cause.

Du reste, si le traitement électrique est bien fait et méthodiquement appliqué, si en chaque variété on a bien employé celui qui convenait, on sera très peu souvent obligé d'y renoncer. Aussi importe-t-il de bien déterminer la nature des interventions électriques possibles dans les fibromes.

La méthode d'Apostoli, de galvanisation intra-utérine et de galvanoponcture avec des électrodes inoxydables, n'est point en effet la seule qu'on leur ait opposée. On a proposé aussi des séances de galvanisations intra-utérines avec l'électrode soluble, des séances de galvanisations vaginales, et des séances de faradisations intra-utérines ou vaginales.

La méthode de M. Apostoli consiste essentiellement à placer une électrode indifférente sur l'abdomen (M. Apostoli recommande l'électrode de terre glaise), à introduire un hystéromètre de platine ou de charbon dans l'utérus si le canal cervical est perméable, ou à introduire, de quelques millimètres à un centimètre, un trocart dans la portion la plus saillante de la tumeur dans le vagin, si la cavité cervicale n'est pas perméable, et à faire passer le courant pendant cinq minutes environ jusqu'à 100 et même 200 milliampères. Le trocart ou l'hystéromètre est relié au pôle positif si le fibrome est hémorrhagique; au pôle négatif dans les autres cas. Les séances ont lieu tous les 2 jours environ. Le nombre des séances suffisantes pour la guérison est variable; il est d'une trentaine au maximum.

La méthode de la galvanisation intra-utérine par l'électrode soluble — qui, au reste, n'est qu'une variante de la méthode de M. Apostoli — est la même que celle que j'ai décrite en parlant du traitement des métrites.

Elle est appliquée deux fois par semaine, nécessite des intensités moyennes et des séances de longue durée; elle ne convient qu'aux cas où la cavité utérine est perméable.

La méthode de la galvanisation vaginale est une méthode extra-utérine; le pôle actif, une tige métallique recouverte d'ouate imbibée d'eau salée, est placée dans le vagin, dans le cul-de-sac où la tumeur fait le plus saillie : l'électrode indifférente, sur l'abdomen, est placée de façon à bien embrasser la tumeur, quand on peut la sentir par le palper.

Le pôle vaginal est positif si l'on recherche un effet hémostatique, négatif si l'on veut un effet décongestionnant. L'intensité est le plus élevée possible; les séances, de 10 minutes environ chacune, ont lieu tous les jours.

La méthode de la faradisation employée par M. Tripier, dès 1853, a été peu en honneur en France jusqu'à ces derniers temps. Elle consiste à faire passer un courant faradique de tension à travers le petit bassin ; l'électrode indifférente est placée sur l'abdomen; l'électrode active, qui peut être un hystéromètre quelconque, est placée dans la cavité cervicale ou dans le vagin (en ce dernier cas elle est entourée d'ouate). Le courant faradique a l'intensité maxima que la malade puisse supporter; les séances ont lieu tous les deux jours environ, pendant 10 minutes.

Ces quatre méthodes ont, à mon avis, chacune leurs indications; car ce serait une erreur de croire qu'il ne peut y avoir qu'un traitement électrique des fibrômes.

Il n'y a que les ponctures que je repousse absolument. Quand il institua sa méthode, M. Apostoli (1) recommanda pour les ponctures la technique suivante :

« On reconnaîtra d'abord avec l'index le point précis, autant que possible au centre du vagin et au point culminant de l'utérus, où on devra faire la ponction pour créer un canal artificiel. — On conduira cet instrument comme l'autre sur la face palmaire de l'index, et arrivé près du tissu on n'hésitera pas à faire une ponction *rapide, hardie, vigoureuse,* de 5 centimètres environ, en prenant bien soin de diriger l'axe de l'instrument dans le sens de l'axe de l'utérus pour ne pas faire une transfixion en arrière. Si, au lieu de vouloir créer un canal artificiel, destiné autant que possible à aller rejoindre le canal naturel, il y avait lieu de faire une ponction utérine simple, le lieu d'élec-

______

(1) Apostoli, communication à l'Académie de médecine, 29 juillet 1884, en thèse Carlet, 1884, p. 55.

A. WEIL. — Électrothér.-Gynécol.   12

tion serait alors indiqué par le siège même du fibrôme à attaquer. »

Mais comme ces ponctions profondes avaient
déterminé des lésions vésicales, péritonéales et
même un cas de mort, M. Apostoli (1), en 1886,
modifia sa première technique par les remarques
suivantes :

« 1° Autant que faire se peut, il ne faut pas intéresser le péritoine dans la ponction, soit que l'on
s'adresse au parenchyme utérin ou au tissu cellulaire péri-utérin ;

« 2° Il faut toujours rendre possible l'élimination
d'un foyer éventuel de suppuration pour éviter
l'infection et favoriser l'application d'un traitement
topique antiseptique;

« 3° Les ponctions courtes de 1 à 2 centimètres
seront toujours préférables aux ponctions plus
profondes ;

« 4° Il faudra toujours sonder et explorer, préalablement, la vessie dans toutes les directions pour
éviter de l'intéresser directement dans une ponction,
ou ultérieurement au moment de la chute d'une
eschare trop profonde ;

« 5° Dans tous les cas de ponction latérale ou
postérieure, on explorera attentivement la région
avec le doigt pour sentir tout battement artériel
et éviter de perforer de gros vaisseaux ;

(1) Apostoli. Société de médecine de Paris, 9 octobre
1886.

« 6° Un repos obligatoire au lit de un à plusieurs jours devra être exigé de toutes les malades qui ont subi une galvanoponcture. »

Même avec ces précautions minutieuses, je crois les ponctures extrêmement dangereuses : en 1895 encore, M. Richelot(1) a opéré une malade à qui une poncture avait déterminé une perforation vaginale ; et cet accident a été plus fréquent qu'on ne le croit généralement. Du reste, pour qu'une ponction puisse être dangereuse, il n'est point besoin qu'elle atteigne un organe périutérin, la création d'un pertuis suppurant au niveau des culs-de-sac me paraît, par elle-même, pleine de périls.

Du reste je ne crois pas à la nécessité des ponctures ; quand la galvanisation intra-utérine sera indiquée et ne sera pas possible, c'est à la galvanisation vaginale qu'il faudra recourir.

Les séances de galvanisation intra-utérine sont pour moi la thérapeutique de choix des fibrômes hémorrhagiques, des fibrômes accompagnés d'écoulement leucorrhéïque, de ceux qui sont comme enclavés dans le petit bassin par suite d'adhérences multiples. Je trouve préférable de faire ces galvanisations avec l'électrode soluble de cuivre ou d'argent (séances longues, 20 minutes, 60 milliampères, pôle positif intra-utérin deux fois par semaine). J'en ai expliqué les raisons en parlant du traitement de la métrite ; l'action hémostatique est

(1) Richelot, *Union médicale*, 2 février 1895.

équivalente à celle que produit l'électrode inattaquable, et, de plus, l'électrode soluble reliée au pôle
positif à une action antiseptique en profondeur :
fait intéressant, car les fibrômes sont souvent com-
pliqués de métrites, et il est utile de traiter à la fois
la tumeur et cette complication.

Dans les fibrômes très adhérents aux organes
voisins, on peut relier l'électrode intra-utérine au
pôle négatif à cause des effets décongestionnants
de ce pôle ou faire quelques renversements ryth-
més pendant la durée de la séance.

J'ai traité, par ce procédé intra-utérin, une quinzaine de cas rentrant du reste dans la catégorie de
ceux que je viens de déclarer tributaires de ce mode
thérapeutique : j'ai toujours noté une disparition
rapide des hémorrhagies, une diminution de la
leucorrhée, une mobilité plus grande des tumeurs,
une diminution de leur volume, diminution due
surtout à la décongestion, car la galvanisation a
pour effet de priver les fibrômes des sucs qui les
gorgent, comme on le ferait en exprimant une
éponge.

Les galvanisations vaginales, indiquées en cas
d'impossibilité des galvanisations intra-utérines et
pour les mêmes cas que celles-ci, sont évidemment
moins actives. D'abord dans cette manière de faire,
il n'y a pas d'action polaire ; et ensuite une très
faible quantité de courant seulement traverse le
fibrôme lui-même. Avec un pôle vaginal et un
pôle abdominal le courant se diffuse d'une élec-

trode à l'autre en suivant les chemins les moins résistants (lois de Kirschoff) ; or, si le fibrôme est très dur, sa résistance est bien plus considérable que celle du tissu dans lequel il est enserré ; et le courant chemine plutôt à sa périphérie qu'à son intérieur. Il produit néanmoins de bons effets, car il peut ainsi activer la circulation, dissiper les adhérences, déterminer peu à peu la mobilisation de la tumeur et permettre par la suite l'emploi des galvanisations intra-utérines, si cette mobilisation rend le col accessible. Mais on conçoit que la galvanisation vaginale étant moins active que la galvanisation intra-utérine, il faille faire des séances répétées quand on n'emploie que la première.

Le traitement faradique avec une électrode vaginale ou intra-utérine est indiqué surtout dans les fibrômes douloureux et dans certains fibrômes qui, bien que paraissant justiciables des galvanisations, ne peuvent être traités par cette forme électrique soit parce qu'elle est mal supportée par la malade, soit parce qu'elle ne produit nulle amélioration. M. Veyrier (1), en un article fort bien fait sur la faradisation des fibrômes et la part qui revient à ce mode de traitement dans leur guérison, et M. le professeur Bergonié (2) rapportent des ob-

(1) Veyrier. De la part qui revient aux courants faradiques dans le traitement des fibrômes de l'utérus. (*Archives d'élect. médicale*, 1896, p. 390.)

(2) Bergonié. Sur ces cas de fibrôme utérin volumineux ayant considérablement diminué de volume à la suite d'un traitement par la faradisation (*Archives d'élect. medical.*, 1897, p. 90).

servations de fibrômes qui ne retirèrent aucun bénéfice de la galvanisation et qui au contraire furent considérablement diminués par un traitement faradique : observations des plus intéressantes et qui démontrent qu'après l'échec, dans un cas de fibrôme, des galvanisations, avant de renoncer au traitement électrique, on peut encore essayer les faradisations.

S'il est essentiel de bien se déterminer pour la modalité électrique à employer, il est non moins essentiel de faire les applications avec une technique parfaite.

La technique de la galvanisation intra-utérine sera celle que j'ai exposée en parlant des métrites (page 160); l'introduction de l'hystéromètre de cuivre sera faite avec le spéculum. Pourtant il est des cas de tumeurs fibreuses où le col perméable ne peut être amené dans la lumière du spéculum : dans ces cas-là, mais dans ceux-là seulement, après désinfection vaginale par des lavages antiseptiques, désinfection parfaite des mains, on introduira l'hystéromètre entre les lèvres du col, en le glissant sur le doigt indicateur : on l'enfoncera si on le peut dans toute la cavité; si l'on ne peut pas on ne le laissera que dans la cavité cervicale. Quand le doigt aura été retiré, on glissera sur la tige métallique un bout de sonde en gomme pour protéger le vagin; on reliera, au moyen de l'électrodophore vissé à l'extrémité supérieure de la tige, cette tige au conducteur venant de l'appareil à courant continu ; et on placera l'électrode indifférente sur le ventre, on établira les connexions ; et on distribuera le courant suivant la technique générale (page 32), en appliquant les règles que j'ai formulées pour la durée et l'intensité des séances dans ce cas particulier.

Pour la galvanisation vaginale, on introduira la tige métallique recouverte d'ouate dans le vagin au contact du point le plus saillant de la grosseur, en s'aidant du spéculum ; quand l'électrode active sera en place, on retirera le spéculum, on placera l'électrode indifférente ; selon l'effet que l'on désirera (hémostase ou décongestion), on placera le pôle positif dans le vagin ou sur l'abdomen. Puis on fera passer le courant suivant la technique générale (page 32), en appliquant les règles que j'ai formulées pour l'intensité et la durée des séances, pour ce cas particulier.

Pour la faradisation, les électrodes seront placées de la même façon ; j'emploie toujours l'électrisation monopolaire utérine ou vaginale quand je ne puis pénétrer dans le col. Je crois, avec le docteur Veyrier, qu'il vaut mieux procéder ainsi que d'employer la méthode bipolaire, avec une électrode vaginale ou une électrode intra-utérine ou vaginale portant les deux pôles sur sa périphérie (fig. 34) : bien peu de lignes de flux traver--versent l'organisme quand on se sert de ces excitateurs, car le courant ne chemine qu'à la surface même des électrodes. — J'emploie la bobine à fil fin, une fréquence moyenne et distribue le courant faradique maxima que la malade peut supporter : il est à remarquer que, pendant une application pour peu qu'on fasse des pauses pendant

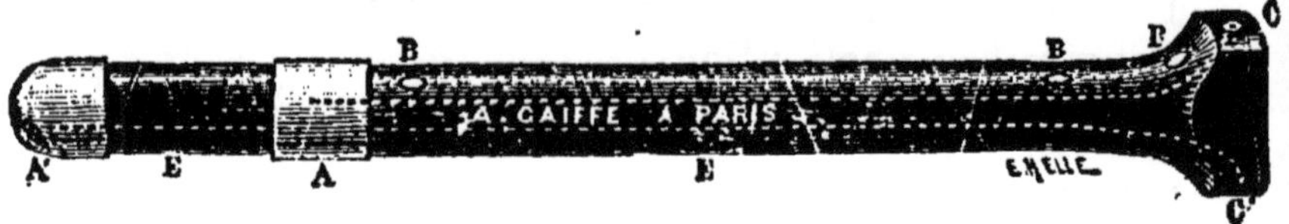

Fig. 34. — Excitateur vaginal double du Dr Apostoli.

qu'on augmente le flux d'induction en rapprochant la bobine induite de l'inducteur, on peut arriver à faire supporter au bout de quelques minutes un courant de plus en plus considérable à la malade. Les connexions des électrodes avec les fils des appareils faradiques seront établies avec une borne à vis pour la plaque métallique abdominale, avec l'électrodophore pour la tige intra-utérine.

Le courant sera distribué suivant la technique générale (page 40) : chaque séance sera de dix minutes à un quart d'heure et sera répétée trois fois par semaine.

Comme quand on pratique la galvanisation, on distribuera le courant prudemment, l'augmentant lentement, le diminuant de même.

Les règles que j'ai énoncées pour le choix du traitement électrique des fibrômes serviront de guide à l'électricien ; mais il ne devra pas oublier qu'au cours d'un traitement il sera quelquefois bon de passer d'un mode d'électrisation à un autre, de répéter les séances ou de les espacer suivant que tel ou tel symptôme prédominera : c'est une question que la pratique seule pourra lui apprendre.

Polypes utérins. — Les polypes utérins sont de deux espèces, muqueux ou fibreux. Pour la thérapeutique, leur nature importe du reste peu ; le point essentiel à considérer est leur grandeur et leur surface d'implantation. Si le polype n'est pas très gros, s'il est pédiculé et s'il est déjà presque sorti de l'utérus dans le vagin et si ce pédicule peut être aperçu, le meilleur procédé de traitement est la section avec l'anse du galvano-cautère. Si le polype est très gros et remplit le vagin, l'intervention chirurgicale est la règle.

Si les polypes de grosseur moyenne existent en grand nombre et remplissent l'utérus hypertrophié la thérapeutique la plus rapide est certainement le curettage : mais une quinzaine de jours après le curettage, il sera bon d'instituer des galvanisations intra-utérines positives avec l'électrode de charbon ou l'électrode soluble. Ces galvanisations faites avec la plus haute intensité possible pendant un mois environ, deux fois chaque semaine, auront pour effet de cautériser la surface intra-utérine et de prévenir les accidents. La technique générale sera telle que je l'ai indiquée (page 4o) ; la technique particulière sera celle des galvanisations des métrites (page 16o).

Si les polypes étaient très gros et en imminence de sphacèle, il peut arriver que le curettage suivi de galvanisations ne soit pas de mise et qu'une intervention chirurgicale plus considérable soit indiquée d'emblée.

Il n'y a guère que quand les polypes sont tout petits qu'on peut instituer le traitement électrique sans le faire précéder d'aucune autre intervention ; le procédé de choix sera la galvanisation intra-utérine à l'électrode courte de charbon, l'électrode indifférente négative étant sur l'abdomen. On recherche en effet en ce cas surtout les effets caustiques du courant. On les obtiendra à leur maximum avec cette électrode qu'on fixera dans toute la longueur du canal, en commençant par faire passer le courant pendant cinq minutes quand l'électrode sera au fond de la cavité. Puis on descendra l'électrode d'une quantité égale à sa longueur et on fera repasser le courant pendant cinq minutes avec la même intensité que précédemment, c'est-à-dire avec la plus grande que la malade puisse supporter. On continuera ainsi de suite jusqu'à ce qu'on ait cautérisé toute la cavité.

Les séances auront lieu deux fois par semaine. On suivra les règles de la technique générale (page 32) et pour la mise en place des électrodes celles que j'ai indiquées en parlant de la galvanisation intra-utérine de la métrite (page 160).

Il faut faire remarquer que l'électrode de charbon de M. Apostoli, dont on se sert pour faire péné-

trer le courant dans ces petits polypes et les cautériser, est difficilement stérilisable : il faudra la
laisser tremper perpétuellement dans une solution
phéniquée forte (40 pour 1000) ; puis, au moment du
besoin, en la prenant, entre ses doigts, par son
extrémité inférieure on la rincera dans une solution
d'eau boriquée bouillie.

Pour l'introduction de cette électrode, il faudra
de même prendre quelques précautions, car elle ne
glisse pas : quand son extrémité supérieure sera
au contact du col, on la fera pénétrer en lui imprimant quelques légers mouvements de torsion sur
elle-même de droite à gauche et de gauche à droite.
Pour la sortir, ou plutôt pour la faire glisser successivement dans toutes les parties de l'endomètre,
il sera souvent nécessaire de faire, après chaque
galvanisation positive, quelques minutes de galvanisation négative ; ce qui détachera l'eschare
sans arrachement et sans émission sanguine.

Cancer utérin. — Le cancer utérin diagnos-
tiqué à son début doit toujours être opéré. Ce n'est
que lorsqu'il aura *pris un trop grand développement et sera devenu inopérable qu'on pourra le
traiter électriquement,* dans l'espoir de faire disparaître les symptômes et d'enrayer son accroissement. On pourra recourir aux procédés de Bet-
ton Massey (lancette de zinc amalgamé ou trocart
d'or amalgamé implantés dans le museau de tanche
et reliés au pôle positif, électrode négative sur
l'abdomen) que j'ai rapportés en parlant des cancers

de la vulve (page 188) ou à ceux de Max Melchior et Videbeck (électrolyse avec des aiguilles implantées dans la tumeur après grattage) dont j'ai parlé au même paragraphe. S'il faut en croire ces auteurs, on pourrait avoir des améliorations équivalentes à des guérisons.

§ 4. — *Affections péri-utérines.*

Kystes de l'ovaire. — M. Tripier a employé la cautérisation tubulaire contre les grands kystes de l'ovaire. C'est une thérapeutique a rejeter complètement. Les résultats de l'intervention dans les kystes ovariques sont extrêmement brillants; et j'estime les dangers de l'intervention chirurgicale moins considérables en ces cas que ceux de l'intervention électrique. Tout kyste ovarique gênant, qu'il soit petit ou qu'il soit grand, ressort de la chirurgie.

CHAPITRE III

MALADIES DU SYSTÈME CIRCULATOIRE

§ 1er. — *Affections de la vulve et du vagin.*

Varices de la vulve et du vagin. — Les varices de la vulve et du vagin, fréquentes pendant la gestation, sont rares en d'autres circonstances.

Les divers traitements médicaux n'ont que peu d'efficacité; le traitement électrique seul pourra donner une amélioration. Il consistera en applications du courant d'une bobine induite à gros fil : L'électrode indifférente sera sur l'abdomen; l'électrode active sera un tampon bien mouillé placé sur la lésion. L'intensité sera augmentée jusqu'à la production de contraction; mais on diminuera la fréquence autant que possible de façon à n'avoir à aucun moment une contraction permanente. Les séances seront quotidiennes et dureront dix minutes environ. (Pour la technique générale voir page 56). On a proposé également l'électroponcture; mais je crois ce traitement absolument inutile, sinon dangereux, à cause des embolies qu'il peut déterminer; et l'appliquer serait courir de bien gros risques pour une affection des plus bénignes.

Trombus de la vulve. — Certains auteurs, sans apporter la moindre observation à l'appui de leurs dires, ont proposé la galvanoponcture pour le thrombus obstétrical. Je crois cette pratique déplorable, pour la même raison qui m'a fait condamner la poncture pour les varices.

Œdèmes et œdèmes éléphantiasiques des lèvres. — Les œdèmes sont le résultat de la stase lymphatique. Ils siègent le plus souvent sur les grandes lèvres, les petites lèvres et le capuchon clitoridien. Les uns constituent des manifestations de l'asystolie ou de l'albuminerie ; de ceux-là il n'y a pas lieu de s'occuper ici, car ils sont justiciables du traitement général des affections qui les causent ; d'autres sont le reliquat d'une éruption herpétique ou syphilitique (j'en ai observé maints exemples dans le service de mon éminent maître M. le Dr Jullien, à Saint-Lazare); d'autres sont causés par le frottement de deux surfaces cutanées l'une contre l'autre (œdèmes des piqueuses à la machine); d'autres surviennent dans les pays chauds à la suite d'infections streptococciques ou filariennes.

Quand ces œdèmes atteignent un grand développement, ils constituent les œdèmes éléphantiasiques.

Pour les œdèmes petits ou moyens la thérapeutique de choix est la galvanisation externe négative, alors que l'électrode indifférente est placée sur l'abdomen.

Pour les œdèmes géants, ces œdèmes éléphantiasiques, tels que souvent les lèvres descendent jusqu'aux genoux, le traitement chirurgical est le plus rapide dans ses effets.

Mais souvent les malades refusent l'opération ou ne sont point en état de la supporter ; le traitement de choix sera alors la galvanisation externe négative complétée par des ponctures négatives qui activeront le processus atrophique.

La technique de la galvanisation externe négative sera la suivante : l'électrode indifférente sera placée sur l'abdomen. L'électrode active sera constituée par une cinquantaine d'épaisseurs de gaze bien mouillée qu'on placera sur les parties œdématiées ; si c'est une petite lèvre qui est occupée par l'œdème, on incurvera ces doubles de façon à placer, en somme, la petite lèvre malade dans un nid de gaze mouillée. Puis on posera au-dessus de ces couches de gaze une lame métallique et on lui donnera la forme nécessaire pour recouvrir les doubles de gaze bien exactement. L'électrode indifférente sera reliée au conducteur positif venant de l'appareil à courant continu ; l'électrode active sera reliée au pôle négatif.

Le courant sera distribué suivant la technique générale (voir page 36) ; la séance d'une intensité de 4o à 5o milliampères environ durera 10 minutes, et sera répétée tous les 2 jours. J'ai traité ainsi une malade qui, quatre mois après une éruption de plaques muqueuses hypertrophiques, avait conservé un épaississement considérable de la grande lèvre gauche ; et cela malgré un traitement anti-syphilitique des mieux suivis et des applications locales de teinture d'iode. En 15 séances répétées à 2 jours d'intervalle, j'ai obtenu à peu près une restitution de l'organe à son intégrité.

Pour les œdèmes épais, cette méthode pourrait ne pas résorber l'infiltrat assez rapidement. Pour agir plus activement, à la fin de chaque séance de galvanisation externe, c'est-à-dire trois fois par semaine, on enfoncera 7 à 8 fines aiguilles stérilisées préalablement, de 3 à 4 centimètres chacune, dans les parties œdématiées en veillant bien à ce qu'elles ne se rencontrent pas dans l'intérieur des tissus. On fixera à chaque aiguille une petite serre-fine portant un fil métallique non recouvert. On réunira en un seul faisceau les extrémités supérieures de ces fils et on fixera ce faisceau au conducteur qui vient du pôle négatif. L'électrode indifférente positive sera sur l'abdomen. On fera passer le courant suivant la technique générale (page 36), pendant dix minutes environ, avec une intensité de 10 à 15 milliampères. Après chaque séance, on fera un pansement antiseptique et de la compression. Ce procédé a été surtout employé au Brésil par Moncorvo et Silva da Araujo.

§ 2. — *Affections de l'utérus.*

Congestions utérines. — Certaines femmes ont des fluxions congestives de l'utérus comme d'autres ont des bouffées de chaleur à la figure. Ces fluxions s'accompagnent chez elles de pesanteurs, d'augmentation de volume de l'utérus et presque toujours de douleurs sourdes, quelquefois même assez aiguës.

Aussi ces congestions utérines constituent-elles une affection très gênante, d'autant plus que celles qui en sont atteintes sont des migraineuses ou des arthritiques.

Le traitement de choix est le traitement électrique : il consistera à la fois en un traitement général et en un traitement local.

Le traitement général consistera en une série d'applications des courants de haute fréquence de MM. d'Arsonval et Tesla sur le lit condensateur; applications qui auront lieu quotidiennement un quart d'heure chaque fois, pendant une vingtaine de jours.

Le traitement local consistera en séances quotidiennes de faradisation avec le courant de la bobine à gros fil; l'électrode indifférente sera abdominale, l'électrode vaginale sera constituée par un tampon muni en son centre d'une tige métallique.

Le courant sera distribué suivant la technique générale (page 56); le trembleur sera réglé de façon à ce qu'on n'ait qu'une cinquantaine d'interruptions à la minute.

En un mois, la guérison sera le plus souvent complète; mais à cause de l'état général des malades, on sera souvent obligé de refaire une nouvelle série de séances électriques sur le lit condensateur.

Subinvolution utérine. — Quelquefois, à la suite de l'accouchement, l'utérus ne revient pas à son volume normal; il reste gros, gorgé de liquide torpide, il est à l'état de subinvolution. M. Tripier a proposé contre cet état la faradisation intra-utérine, soit avec une électrode bipolaire intra-utérine, soit avec une électrode monopolaire intra-utérine, l'autre électrode étant sur l'abdomen.

Si l'on veut appliquer la méthode de M. Tripier, il vaut mieux appliquer la méthode monopolaire; car avec l'électrode bipolaire, quand les deux pôles sont sur le même conducteur, l'utérus n'est traversé que par un très petit nombre de lignes de flux, pendant l'application.

La technique de la méthode monopolaire sera la suivante : après mise en place du spéculum, la tige intra-utérine préalablement asepsiée (comme je l'ai expliqué page 160) sera introduite dans l'utérus; elle sera maintenue fixe par l'interposition d'ouate, entre elle et le pourtour de l'orifice du spéculum. L'électrode indifférente sera placée sur l'abdomen; et on reliera ces deux électrodes aux conducteurs fixés aux appareils faradiques. Le courant sera distribué suivant la technique générale : le trembleur sera réglé de façon à ne pas donner plus de 40 à 50 interruptions par minute et la bobine induite sera la bobine à gros fil. On augmentera le courant jusqu'à le rendre insupportable.

Les séances auront lieu tous les jours et auront une durée de dix minutes environ.

M. Apostoli croit la galvanisation intra-utérine préférable à la faradisation pour guérir la subinvolution; aussi, si l'on veut appliquer la méthode de M. Apostoli, pratiquera-t-on deux fois par semaine des galvanisations intra-utérines positives en appliquant complètement la technique que j'ai exposée quand j'ai parlé de la métrite (page 160).

Les deux méthodes à mon sens ont du bon; car si la subinvolution est caractérisée par des phénomènes de stase, ce qui la rend justiciable de la faradisation, elle est causée aussi par un élément infectieux, ce qui explique les bons effets des galvanisations intra-utérines positives.

Dans un cas de subinvolution chez une dame à la suite de son deuxième accouchement, j'ai employé des séances, de galvanisation intra-utérine positive, répétées trois fois la semaine avec une intensité de 30 à 40 milliampères et suivies chaque fois de cinq minutes d'intermittences rythmées, d'un courant de 10 milliampères, avec le métronome de M. Huet. En trois semaines, l'utérus était revenu à sa grandeur normale, le col était complètement fermé et les écoulements presque taris.

Je crois que ce procédé, qui réunit les avantages de la galvanisation et de la faradisation, pourra être employé avec fruit dans des cas analogues.

§ 3. — *Affections péri-utérines*

Hématocèle. — Les hématocèles sont de véritables tumeurs de sang ; elles sont constituées par des épanchements de sang dans le petit bassin, autour de l'utérus, épanchements qui se coagulent généralement et forment une véritable tumeur. Les hématocèles sont quelquefois subitement mortelles ; mais le plus souvent elles s'enkystent. Deux cas sont à considérer : ou la tumeur se résorbe d'elle-même et alors la thérapeutique n'a pas à intervenir ; ou elle s'accroît, s'accompagne de fièvre, et alors il faut intervenir. Si l'hématocèle est grosse, il faut recourir à la laparotomie ; si elle est moyenne, le procédé classique sera la ponction vaginale ; le drainage et le tamponnement cavitaire.

On a proposé la galvanoponcture suivant la manière de faire que j'ai rapportée en parlant des grosses salpingites (page 177). En 1885, MM. Apostoli et Doléris (1) ont publié une observation d'une malade traitée par la galvanoponcture pour une hématocèle rétro-utérine. Si on lit attentivement cette observation, on voit que l'unique galvanoponcture n'a agi que comme aurait agi le bistouri : pour ouvrir la tumeur hématique ; pour amener rapidement la guérison, il a fallu que les

(1) Apostoli et Doleris. Sur un nouveau traitement électrique de l'hématocèle périutérine. Com. à l'As. française pour l'avancement des Sciences. Grenoble (*Archives de tocologie*, novembre 1885).

deux praticiens pratiquent en outre des lavages, des écouvillonages, etc., etc... Aussi, dire qu'en ce cas la guérison eut pour cause efficiente l'électricité, c'est, je crois, se mal rendre compte des faits.

L'électroponcture n'a servi qu'à ouvrir la poche, mais a été de nul effet pour sa résorption.

On pourra imiter cette manière de faire; mais on conviendra que, puisque, après la galvanoponcture, il faudra procéder à toutes les manipulations qui suivent l'incision, c'est compliquer bien inutilement l'intervention.

Anévrysmes de l'artère utérine. — C'est une affection fort rare. M. Mundé (1) en a observé un cas survenu à l'occasion d'une ouverture d'un abcès du cul-de-sac vaginal gauche. Il l'a traité d'abord par la ligature de l'artère hypogastrique; puis, comme la tumeur grossissait néanmoins, il fit dans le sac anévrysmal deux séances d'électrolyse avec une aiguille en platine reliée au pôle positif pendant une 1/2 heure, et avec une intensité de 20 m. a. : cette pratique, sans danger, puisqu'elle avait été précédée d'une ligature qui s'opposait aux embolies, produisit très rapidement la guérison. Dans des cas analogues on pourra s'inspirer de la même thérapeutique.

§ 4. — *Hémorrhagies et troubles menstruels.*

Hémorrhagies utérines. — Certaines femmes

(1) Mundé. Analysé in *Semaine médicale*, 23 janvier 1899.

13.

ont des hémorrhagies utérines sans qu'il y ait aucune lésion locale qui puisse les expliquer. L'hémorrhagie est plutôt le résultat d'un trouble de la circulation générale.

Certaines de ces hémorrhagies doivent être respectées sous peine de déterminer par leur suppression des congestions céphaliques; mais quelques-unes peuvent prendre des proportions considérables : l'intervention est alors indispensable. La méthode de choix sera la galvanisation intra-utérine positive suivant la technique habituelle (page 56 et page 160).

M. Massé(1) a obtenu une guérison en utilisant la galvanisation intra-utérine négative (il s'agissait d'une femme de 75 ans, dont l'utérus était sain, mais qui avait une lésion cardiaque); 4 séances provoquèrent la cessation des hémorrhagies. Malgré cette observation, l'usage de la galvanisation positive me paraît plus rationnelle. On la pratiquera avec des intensités moyennes et un quart d'heure de durée, chaque fois. Les séances auront lieu deux ou trois fois par semaine et seront faites, même quand la malade sera en pleine perte.

Irrégularités menstruelles. — Certaines femmes bien constituées, n'ayant aucune affection anatomique des organes utéro-ovariens, ont des

(1) Massé. Hémorrhagie utérine des femmes âgées. Electrisation intra-utérine. Guérison. (Congrès de médecine de Bordeaux, 14 août 1895.)

irrégularités dans leurs époques. Les règles retardent presque chaque fois ou bien même viennent extrêmement peu.

Ces femmes ne sont pas aménorrhéiques, au sens propre du mot ; elles pourraient simplement le devenir.

Le traitement de choix de ces irrégularités, qui peuvent se traduire par des troubles congestifs cérébraux, est la franklinisation sous forme de bains statiques accompagnés de friction lombaire.

L'influence de cette modalité électrique sur la menstruation a été nettement démontrée par le professeur Doumer (1).

En examinant, au point de vue menstruel, 400 femmes qui avaient été soumises à la franklinisation pour des causes diverses, il a remarqué que 274 d'entre elles avaient vu leurs règles avancer; et que 308 avaient eu à la suite du traitement un flux bien plus abondant : de plus, les femmes qui avaient des irrégularités (cela s'est présenté 51 fois) ont vu le fonctionnement normal et régulier des époques menstruelles se reproduire très rapidement.

La manière de pratiquer le traitement sera donc la suivante :

On donnera un bain statique quotidien d'un quart d'heure de durée à la malade; en même

---

(1) Doumer. Influence de la franklinisation sur la menstruation. (*Archives d'électricité médicale*, 1896, p. 96.)

temps on fera sur ses lombes des frictions avec une électrode métallique reliée à la terre : point n'est besoin pour cela que la malade se déshabille.

On administrera une série de vingt bains en commençant la série vingt jours avant l'époque présumée des règles; on interrompra une dizaine de jours; puis on recommencera. Deux ou trois séries de bains sont en général suffisantes pour régulariser et augmenter la menstruation.

Le Dr Mangin (de Marseille) (1), pour régulariser le flux menstruel, emploie les courants de haute fréquence de MM. D'Arsonval-Tesla.

Il relie une électrode abdominale à l'une des extrémités du petit solénoïde de liaison des armatures externes des deux condensateurs alors qu'une électrode vaginale est fixée à son autre extrémité; et il fait fonctionner les appareils à courants de haute fréquence suivant la technique générale (page 103).

Il pratique des séances, chacun des deux ou trois jours qui précèdent l'époque présumée des règles; et les fait durer un quart d'heure environ. Par la répétition du même traitement, pendant deux ou trois mois, les irrégularités disparaîtraient complètement.

J'ignore la valeur qu'il faut attribuer à ce traitement; si les résultats de M. Mangin sont confirmés, cette méthode pourra être légitimement ap-

(1) Mangin. Etude sur l'emploi des courants de haute fréquence en gynécologie.(*Annales d'électrobiologie*, 1898, p. 80.)

pliquée; car elle paraît nécessiter un moins grand nombre de séances que le traitement par le bain statique. Son seul inconvénient est d'être local et par conséquent d'être d'une application moins facile que la franklinisation, chez les jeunes filles en particulier.

Aménorrhée. — Les indications dans le traitement de l'aménorrhée ont été excellemment indiquées par M. Nitot (1).

« En présence d'une femme aménorrhéique qui vient le consulter, » dit-il, « le médecin doit commencer par faire un diagnostic aussi rigoureux que possible sur la cause présumée de l'aménorrhée avant de songer à instituer un traitement.

Il devra s'abstenir de toute intervention dans les cas d'aménorrhée physiologique, tels que ceux de la grossesse, de la castration et de la ménopause normale.

Il combattra seulement par un traitement approprié la maladie générale, dont la suppression des règles n'est qu'un épiphénomène, l'aménorrhée de la cloro-anémie, de la morphinomanie ou de la tuberculose, sans administrer d'emménagogue et, à plus forte raison, sans intervenir directement sur l'appareil utéro-ovarien. Le retour normal des règles sera toujours considéré, dans ces cas,

(1) Vitot, Traitement de l'aménorrhée au moyen de l'électrisation intra-utérine (*Revue internationale d'électrothérapie*, juillet 1892, p. 379.)

comme un pronostic favorable pour la maladie elle-même.

« Les lésions douloureuses scléro-kystiques des ovaires, qui s'accompagnent du reste, plutôt de véritables crises dysménorrhéiques que d'aménorrhée simple, seront du ressort de la chirurgie abdominale.

« Au contraire, il y aura toujours avantage à intervenir spécialement du côté de l'appareil utéro-ovarien dans les cas d'aménorrhée pathologique, tels que les retards de la menstruation après la puberté, la suppression prolongée des règles reconnaissant pour cause une ménopause anticipée, l'obésité ou une intervention de curettage utérien ou de bâtonnage au chlorure de zinc, n'ayant pas oblitéré la cavité utérine. »

Cette intervention spéciale devra être l'intervention électrique.

J'estime que le traitement électrique devra être à la fois général et local, à moins que la malade ne soit une vierge.

Le traitement général sera le même que celui qui est employé pour guérir les irrégularités menstruelles, l'aménorrhée n'étant que cette maladie développée à son maximum.

On administrera quotidiennement pendant vingt jours un bain statique d'une demi-heure et on pratiquera sur les lombes, pendant une minute ou deux, à travers les vêtements, une friction avec une boule métallique reliée au sol. Si la malade se rappelle le jour où devront revenir ses règles, ce traitement serait commencé vingt jours avant cette date ; mais le plus souvent, il n'en est pas ainsi. On commence alors le traitement à n'importe quel moment.

Le jour du 18° bain de la cure environ, si les règles ne sont point venues, on pratiquera une galvanisation intra-utérine avec une électrode mé=tallique reliée au pôle négatif, l'électrode indifférente positive étant sur l'abdomen, suivant la technique générale (page 36) ; on appliquera toutes les précautions que j'ai décrites à propos du trai-tement de la métrite (page 160). L'intensité de l'application sera de 30 à 50 m. a., et la séance aura une durée de 5 à 10 minutes. Généralement l'action combinée de la franklinisation et d'une séance galvanique intra-utérine négative suffit pour rappeler les règles ; mais si, 48 heures après la galvanisation, celles-ci n'étaient point arrivées, on referait une nouvelle séance. Il est rare d'être obligé de recourir coup sur coup à 3 galvanisations intra-utérines.

Si les règles surviennent pendant une série de bains statiques, on continuera ces bains pendant toute leur durée, car l'action des bains ne pourra qu'augmenter le flux. Mais quand les règles seront terminées, on interrompra les bains pendant 10 jours environ.

Pendant l'application de ces traitements locaux et généraux, il sera tout à fait inutile d'ordonner des calmants ou médicaments régulateurs de la circulation : les bains statiques produiront mieux que n'importe quel autre procédé la disparition des troubles et malaises, conséquences de la suppression de la menstruation.

CHAPITRE IV

ATRÉSIES, ARRÊTS DE DÉVELOPPEMENTS, DÉPLACEMENTS, PTOSES

§ 1er. — *Affections de l'urèthre et de la vulve.*

Rétrécissements de l'urèthre. — Le canal uréthral de la femme peut, comme celui de l'homme, être le siège de rétrécissements ; mais la brièveté de ce canal, son trajet presque rectiligne, sa facile dilatabilité par des bougies métalliques font que la thérapeutique de cette affection est en général extrêmement facile. Il est des cas néanmoins où la sténose ne cède pas à ces moyens simples. Newman, qui s'est fait une spécialité du traitement des rétrécissements, en a observé quelques exemples ; il les a traités par la méthode qu'il a préconisée pour les rétrécissements du canal uréthral de l'homme.

Pour appliquer cette méthode il sera indispensable de posséder un jeu d'électrodes de tailles différentes suivant la largeur du canal et la lumière du rétrécissement. On pourra employer indifféremment soit les bougies de Newman, soit celles de Debédat, de Vernay ou de Bordier : la question est de moindre importance que dans la thérapeutique des rétrécissements de l'urèthre de l'homme; car chez la femme on n'a pas rencontré de ces rétrécissements tortueux, si difficiles à franchir.

Les électrodes de Newmann se composent d'une série de conducteurs métalliques recouverts de caoutchouc, à l'extrémité desquelles peuvent se visser de petits ovoïdes métalliques; les diamètres successifs de ces ovoïdes augmentent selon la graduation de la filière Charrière.

Les électrodes de Debédat sont des électrodes de Newmann dont l'ovoïde est mi-partie en ivoire, mi-partie métallique; leur but est de diminuer la portion du métal en contact avec la paroi.

Les électrodes de Vernay sont à peu près les électrodes de Debédat; mais les parties ivoire et métal sont disposées en sens inverse. Les électrodes de Bordier sont des bougies en gomme souple traversées par des conducteurs et qui portent une bague métallique à quelques centimètres de leurs extrémités.

La technique sera la suivante : on stérilisera à l'avance toute la série des bougies en les faisant bouillir dans une solution d'eau alcalinisée; puis on les laissera refroidir.

On placera l'électrode indifférente sur le ventre de la malade et on la reliera au pôle positif d'un appareil à courant continu. On prendra ensuite une des bougies d'un des plus faibles calibres et on tâchera de l'introduire dans le canal avec toutes les précautions antiseptiques nécessaires. Si cette bougie traverse le rétrécissement, on en introduit une autre jusqu'à ce qu'on rencontre un numéro qui ne puisse plus passer ou qui passe à frottement dur; puis en appliquant la technique générale (page 36) on fait passer un courant de 3 milliampères environ. On sent peu à peu l'électrode pénétrer; on la laisse en contact avec la portion rétrécie pendant une dizaine de minutes, et dans le même temps on maintient l'intensité à peu près constante de façon qu'à aucun moment elle n'atteigne 5 milliampères. On diminue ensuite le courant graduellement et on retire la bougie.

On cherche ensuite quelle nouvelle bougie il faut introduire pour qu'elle éprouve quelque gêne à passer dans le rétrécissement déjà électrolysé. On la replace au niveau du rétrécissement et on reproduit l'électrolyse pendant cinq minutes avec la même intensité que précédemment. Puis, après diminution graduelle de l'intensité du courant, on enlève la bougie.

La malade, après s'être reposée un instant, pourra vaquer à ses occupations; mais elle devra reculer le plus possible le moment où elle devra uriner.

La deuxième application n'aura lieu qu'un mois après; il faut en faire un nombre variable selon la gravité du rétrécissement.

Si on s'était servi de l'électrode de Debédat au lieu de faire l'électrolyse d'arrière en avant, on aurait d'abord forcé le passage, une fois qu'on aurait trouvé la bougie du calibre du rétrécissement, puis on l'aurait retirée graduellement vers soi pendant le passage du courant.

Il est indispensable, comme je l'ai dit, de ne jamais dépasser 5 milliampères ; car un courant plus intense pourrait produire une cicatrice rétractile.

Hypertrophie des caroncules myrtiformes. — Les débris de la membrane hymen, au lieu de s'atrophier, peuvent quelquefois rester assez longs et présenter une véritable hypertrophie. Outre l'aspect disgracieux que ces caroncules donnent aux organes génitaux, ils peuvent et sont fréquemment alors le siège d'une sensibilité exagérée qui constitue un véritable vaginisme.

Aussi est-il nécessaire de les enlever. Le procédé le plus expéditif serait l'excision aux ciseaux ou thermo-cautère. Mais chez les femmes très timorées il faudra avoir recours à un procédé non sanglant, à l'électrolyse. On traitera chaque caroncule comme s'il était une verrue en y implantant 2 ou 4 aiguilles et en les reliant en nombre égal à chaque pôle par l'intermédiaire de serres-fines munies d'un petit fil métallique, comme je l'ai déjà expliqué en parlant des nœvi (page 181). On fera passer le courant pendant 10 minutes environ avec une intensité de 10 à 20 milliampères, suivant la technique générale (page 36) ; on maintiendra les aiguilles bien en place, on évitera que leurs parties non enfoncées ne viennent en contact avec la muqueuse de la base du caroncule, car elles produiraient des eschares.

Après l'enlèvement des aiguilles, on isolera le caroncule traité par un peu de gaze salolée. Dans les jours qui suivront la séance électrolytique le caroncule se mortifiera et s'atrophiera. Il pourra être éliminé complètement après une seule application; s'il ne l'est pas, on refera une nouvelle séance huit à dix jours après.

§ 2. — *Affections utérines.*

Atrésie du canal utérin. — Le canal utérin peut être complètement rétréci soit dans sa totalité soit seulement à son orifice externe, de telle sorte que, dans l'intervalle des époques mensuelles, on peut à peine découvrir son orifice au fond du spéculum.

C'est une affection quelquefois congénitale ; mais le plus souvent elle est la conséquence de caustiques trop énergiques introduits dans l'endomètre.

On peut traiter cette affection par la dilatation, c'est-à-dire en plaçant successivement dans le canal utérin une série de bougies d'Hégar en commençant par les numéros les plus petits; ce procédé peut amener une dilatation temporaire, mais le résultat ne survit que peu de temps à son application : la récidive est la règle.

La galvanisation intra-utérine négative, au

contraire, peut donner des résultats durables. C'est à elle qu'il faudra avoir recours.

La technique sera la suivante : la malade se couchera sur le lit d'examen ; on introduira le spéculum et on recherchera le col. Deux cas seront à distinguer suivant que son orifice est ou n'est pas visible. Si la tige de l'orifice est visible, on accrochera le col avec une pince à griffes, puis on abaissera légèrement l'utérus et on cherchera à y faire pénétrer une très fine tige d'un métal quelconque (cuivre, par exemple) à extrémité mousse et de diamètre bien inférieur à celui d'un hystéromètre. Si l'on a pu réussir cette manœuvre, on recouvrira le bout de la tige qui se trouvera en dehors de l'utérus d'une sonde en gomme et on maintiendra cette tige en place en interposant de l'ouate entre elle et l'orifice du spéculum.

On attachera à son extrémité, soit l'électrodophore, soit une serre-fine fixée à un conducteur négatif d'un appareil à courant continu. On placera l'électrode indifférente positive sur l'abdomen et on fera passer le courant suivant la technique habituelle (page 36). La durée de la séance sera de dix minutes environ ; l'intensité maximum de 40 à 50 milliampères.

A la suite de la première séance, le canal reste déjà perméable ; deux ou trois séances suffisent généralement pour lui redonner son calibre normal.

Si la sonde métallique n'a pu pénétrer dans l'orifice du canal utérin, on essayera d'y intro-

duire une fine laminaire (il en est d'extrêmement
ténues); on la laissera en place jusqu'au lendemain. La légère dilatation qu'elle aura déterminée
permettra l'introduction de la sonde et on procédera à l'électrolyse, comme dans le cas où on avait
pu, d'emblée, faire pénétrer dans la cavité, une tige
métallique.

Si l'on est obligé d'introduire au préalable une
laminaire, il est préférable de faire cette introduction en ville chez la malade; car il n'est pas
prudent de laisser marcher et rentrer chez elle une
malade à laquelle on a placé une tige dilatatrice,
au moins dans les premières heures qui suivent
cette manœuvre : le lendemain, au contraire, il lui
sera permis de venir au cabinet du médecin, car
à ce moment la dilatation sera faite et la malade
ne ressentira plus les irradiations douloureuses
qui peuvent quelquefois déterminer la syncope.

Si l'orifice utérin n'est pas visible, il faudra
attendre le moment des règles. A ce moment, la
malade dont la cavité utérine est atrésiée souffre
énormément, car les époques sont précédées chez
elle d'une phase de dilatation de l'orifice tout
aussi pénible que la phase de dilatation qui précède l'accouchement; on laissera les règles se
passer; mais le jour même de leur terminaison
on introduira une laminaire pour maintenir le
canal béant; et le lendemain, après l'enlèvement
de cette tige, on procédera à la galvanisation
intra-utérine comme précédemment.

J'ai eu à traiter une malade dont l'affection présentait tous ces derniers symptômes.

OBSERVATION (*résumée*)

Mme B..., âgée de 3o ans, vient me consulter le 27 janvier 1897.

Elle avait été atteinte naguère de métrite hémorrhagique et d'ectropion du col, avait subi deux ans auparavant, en province, un curettage et une ablation du col, par le procédé de Schrœder probablement. Un an après l'opération les règles étaient devenues extrêmement douloureuses et irrégulières, s'espaçant plus qu'à la normale; de plus les douleurs augmentaient à chaque période.

Les organes extérieurs étaient tout à fait normaux; il y avait peu ou pas de pertes blanches. Le doigt indicateur introduit dans le vagin et promené dans les culs-de-sac permettait de constater que le col n'existait plus; tout au plus une légère dureté en relief au fond à gauche pouvait passer pour le dernier vestige de la lèvre inférieure; à part cette petite saillie, le vagin donnait tout à fait la sensation d'une simple poche : si le toucher bimanuel n'était venu montrer la présence du corps utérin en position normale, on aurait pu croire que la malade avait subi une hystérectomie vaginale.

L'examen le plus attentif fait avec le spéculum ne permettait d'apercevoir aucun petit pertuis, aucun orifice.

Comme la malade me dit avoir toujours ses règles, quoique irrégulièrement, je la priai de revenir me voir au moment de leur apparition.

Je revis la malade le 20 février suivant : elle avait un léger suintement rosâtre depuis 2 jours et venait du reste de souffrir horriblement. A travers le spéculum, je vis à gauche, au-dessus du vestige du museau de

tanche un orifice extrêmement petit par où s'écoulait
très peu de sang. J'introduisis, non sans peine, par ce
petit pertuis la plus fine laminaire que je pus trouver
et je priai la malade de rester couchée jusqu'au lendemain.

Le lendemain, j'enlevai la tige; grâce à la légère dilatation qu'elle détermina, un écoulement menstruel facile put se produire. Quand il fut terminé, le 26 février,
j'introduisis une laminaire un peu plus forte; et le 27,
je fis une galvanisation négative utra-utérine avec un
hystéromètre de cuivre que la dilatation m'avait permis
de placer assez facilement; je fis passer le courant avec
une intensité de 40 m. a., pendant un quart d'heure
(l'électrode indifférente étant sur le ventre). Je refis la
même opération encore deux fois avant l'apparition des
règles suivantes, le 5 et le 15 février, opérations qui
furent faciles à faire, car l'orifice resta perméable dans
l'intervalle des séances. Le 21 février, les règles appa-
rurent pour la première fois, sans être accompagnées
d'irradiations douloureuses dans tout l'abdomen, elles
furent assez abondantes et durèrent 4 jours.

Dans le courant de mars, je fis encore une galvanisation ; à partir de ce moment, en mars, avril, mai,
juin, les règles revinrent très facilement. En juin,
j'examinai la malade et je vis qu'au-dessus du vestige
du col existait à gauche un petit orifice, pas très large,
mais qui permettait néanmoins assez facilement l'entrée d'un hystéromètre.

J'ai revu la malade en janvier 1898; la guérison
s'était parfaitement maintenue.

Arrêt de développement de l'utérus. — La
puberté se manifeste, entre autres phénomènes,
par le développement des organes génitaux et chez
la femme en particulier par l'accroissement des
ovaires et de l'utérus, accroissement dont la résul-

tante est le fonctionnement normal de ces organes et l'apparition des époques. Mais chez certaines jeunes filles anémiques ou peu favorisées sous le rapport des centres cérébraux ou médullaires, les règles ne s'établissent pas parce que les ovaires et l'utérus ne se sont pas, accrus : ces organes sont alors atteints d'arrêt de développement ou d'infantilisme.

Le traitement de cette affection sera à la fois général et local.

Le traitement général, variable avec la pathogénie, consistera en fer, thyroïdine, toniques nerveux suivant que ce seront l'anémie, le myxœdème, ou la faiblesse nerveuse qui devront être incriminés comme causes efficientes. On y ajoutera, en tous les cas, avec fruit l'hydrothérapie, les frictions et l'électrothérapie sous forme d'applicacations quotidiennes des courants de haute fréquence (lit condensateur) ou de bains statiques.

Les applications des courants de haute fréquence de M. D'Arsonval sous forme de séances sur le lit condensateur conviendront chez les anémiques et les myxœdémateuses, les femmes aux échanges ralentis; car, comme l'ont montré MM. D'Arsonval et Charrin, ces courants activent les échanges cellulaires. Pour leur application, la malade reposera sur le lit condensateur, le médecin maintiendra sa main sur son abdomen découvert au niveau de l'utérus; il établira ainsi une dérivation pour les courants à travers les organes génitaux.

Les applications électriques sous forme de bains statiques conviendront plutôt aux déprimées nerveuses : on pourra avec fruit adjoindre au bain la friction, en promenant sur les lombes et sur le ventre au-dessous de l'ombilic une boule métallique reliée au sol, si l'un des pôles de la machine est lui-même au col et si la malade est reliée à l'autre pôle.

Les applications des courants de haute fréquence ou des bains statiques quotidiens seront chaque fois d'un quart d'heure à 20 minutes de durée; elles devront peut-être être continuées pendant très longtemps, car les arrêts de développement sont extrêmement longs à évoluer vers la guérison.

Pour avoir plus de chances d'atteindre cette dernière, il est bon d'agir, sur les organes pelviens eux-mêmes, par une intervention plus active.

On aura recours à la galvanisation, et à la faradisation avec le courant de la bobine à gros fil.

Deux cas seront à distinguer suivant que la malade est vierge, ou ne l'est pas.

Dans ce dernier cas on pourra agir sur l'utérus en pénétrant dans le vagin. On procédera ainsi :

La malade se couchera sur le lit à examen ; on introduira le spéculum préalablement asepsié ; on tâchera d'introduire dans l'utérus la tige d'un hystéromètre dûment stérilisé. Quand on pourra le faire, on le maintiendra avec un peu d'ouate placée entre lui et l'orifice du spéculum ; on le reliera au conducteur négatif d'un appareil à courant continu ; on placera l'électrode indifférente sur le ventre et on fera passer le courant suivant la technique habituelle (page 36). Si on n'a pu franchir le col, ce qui sera très fréquent, puisque, dans l'atrophie complète de l'utérus, la cavité n'existe pour ainsi dire pas, on se contentera de placer un tampon vaginal d'ouate, renfermant la tige métallique en son milieu, et d'établir les mêmes liaisons avec les appareils.

On fera passer le courant avec une intensité de 40 à 50 milliampères. Après 10 minutes d'application on pourra, avec le métronome de M. Huet (technique générale page 37), déterminer des renversements et faire contracter ainsi à chaque fois le muscle utérin, ou bien, par le déplacement de la manette d'un combinateur Watteville, lancer à travers les électrodes et la malade le courant faradique d'une bobine secondaire à gros fil, alors que le trembleur oscille 30 à 40 fois seulement par minute.

Ces interventions auront lieu tous les deux jours.

Si la malade est vierge, on ne pourra pratiquer la faradisation ou la galvanisation qu'avec deux électrodes cutanées. On appliquera une électrode sur le sacrum et une autre sur l'abdomen. Ces électrodes seront de grande surface et seront, ainsi que je le recommande, formées de cinquante épais-

seurs de gaze surmontées d'une plaque métallique :
on les reliera chacune à l'un des pôles de l'appareil
à courant continu (technique générale, p. 36) et
on fera passer un courant galvanique pendant
10 minutes à travers tout le petit bassin; puis on
soumettra les mêmes organes à l'aide des mêmes
électrodes à la faradisation avec la bobine à gros
fil pendant cinq minutes (technique générale,
p. 56). Les séances auront lieu tous les deux jours.

Il faut être bien persuadé que le traitement
demande toujours de longs mois : l'amélioration se
traduit par l'augmentation de l'utérus et la régu-
larisation des règles : ce seront les pierres de tou-
che qui permettront de continuer avec espoir le
traitement ou qui inciteront à l'abandonner.

Déviations et flexions utérines. — L'utérus
maintenu par ses ligaments suspenseurs au milieu
du petit bassin peut être dévié de sa position normale ou fléchi sur lui-même; selon le sens de la
déviation ou de la flexion, il est atteint d'anté ou
de rétroversion, d'anté ou de rétroflexion. Ces ver-
sions et ces flexions sont quelquefois les seules
manifestations d'un état morbide : l'utérus dévié
ou fléchi est parfaitement réductible et mobile;
mais le plus souvent elles sont accompagnées de
congestions utérines, de métrites et de périmétrites.
L'utérus est immobilisé; la congestion, la périmétrite ou la cellulite est la cause; et la déviation ou
la flexion, l'effet (1).

(1) Je ne parle pas ici des déviations ou des flexions de

Examinons d'abord les flexions ou les déviations adhérentes accompagnées de périmétrites et de métrites.

En ces variétés, il est bien évident qu'il faudra d'abord traiter l'affection métritique ou périmétritique. On emploiera le traitement électrique que j'ai décrit en parlant de ces maladies : la galvanisation positive intra-utérine sera le traitement de choix supérieur à tous les traitements médicaux. La technique sera celle que j'ai indiquée (page 160 et page, 180). Si les lésions s'accompagnent de phénomènes douloureux intenses, on complètera le traitement en faisant suivre chaque galvanisation d'une faradisation de cinq minutes environ, chaque fois, avec le courant de la bobine à fil fin.

Deux remarques doivent être faites : quand l'utérus est dévié et que la déviation est adhérente, il est quelquefois difficile, sinon impossible, de faire l'hystérométrie avec le spéculum ; en ce cas on la fera en se guidant sur le doigt indicateur bien asepsié.

Dans les cas de flexion, il sera nécessaire de donner à la tige électrode la courbure qui convient à chaque cas : on la déterminera par un toucher préalable. Si l'on constitue l'électrode intra-utérine par une tige de métal malléable, comme le laiton ou l'argent, on pourra facilement repro-

l'utérus dues à des kystes ou des tumeurs à son voisinage; l'enlèvement des kystes ou des tumeurs peut seul les guérir.

duire cette courbure; et par suite il sera facile d'introduire la tige dans la cavité intra-utérine.

Un traitement électrique ainsi conduit guérira le plus souvent non seulement l'affection micro-bienne de l'utérus ou de son pourtour, mais encore la déviation ou la flexion elle-même. En même temps que les troubles leucorrhéiques ou hémor-rhagiques de la métrite disparaissent et que les exsudats pelviens se résorbent, l'utérus se relève et reprend sa place : s'il était fléchi, on s'en aper-çoit à la moindre courbure qu'il faut donner à chaque séance à l'électrode métallique; s'il était simplement devié, à la facilité plus grande avec laquelle on peut découvrir le col dans le spéculum.

Je possède dans ma pratique plusieurs cas de métrites compliquées de rétroflexion guéries ainsi complètement.

Le plus remarquable est le suivant.

OBSERVATION (résumée)

Mme L...., demeurant rue du Mont-Cenis, vint me consulter le 6 octobre 1896.

Réglée à 15 ans, mariée à 28, elle fit deux accouche-ments normaux, puis une fausse couche, successivement alors qu'elle était âgée de 29, 32 et 37 ans. Après son dernier accouchement et surtout après sa fausse cou-che, elle souffrit énormément du ventre et eut des per-tes qui chaque mois duraient pendant une période qui variait de 12 à 17 jours. Elle avait déjà été soignée, sans amélioration, depuis deux ans quand elle se présenta à mon examen.

État actuel 6 octobre 1896.—Le ventre est très sensible et ce n'est que par un toucher fait avec les plus grandes précautions que je peux sentir l'utérus rétrofléchi adhérent. Le fond utérin fait saillie dans le cul-de-sac vaginal; et tout autour de lui on sent un empâtement considérable. Par l'examen au spéculum, on voit le col largement ouvert, un peu rouge, laissant couler du mucus blanc jaunâtre.

Diagnostic. — Métrite hémorrhagique, périmétrite, rétroflexion.

6 octobre.—Les pertes se sont arrêtées le 5 octobre; je fais une première galvanisation positive intra-utérine (3o milliampères, 1o minutes), avec une électrode de laiton introduite sur le doigt indicateur.

1o octobre. — Galvanisation intra-utérine, 5o milliampères, un quart d'heure.

17 octobre. — Même intervention.

3 novembre. — La malade a perdu du sang à partir du 20 octobre jusqu'au 29 et n'a pas voulu venir me voir pendant sa perte. Je refais une galvanisation intra-utérine positive (5o milliampères, un quart d'heure).

6-1o-14-18 novembre. — Je refais chaque fois une galvanisation intra-utérine négative pendant un quart d'heure.

27 novembre. — La malade a eu ses règles le 21 octobre et l'écoulement sanguin s'est arrêté le 26. Galvanisation intra-utérine positive (6o milliampères, un quart d'heure).

Du 2 décembre au 11 mars, je refais encore environ tous les huit jours une galvanisation intra-utérine positive de 6o milliampères. A cette dernière date, l'utérus est entièrement libéré, en position normale; la malade a ses règles absolument normalement et n'a plus aucune sensibilité dans le bas ventre.

Je revois la malade, fin 1898; elle est toujours dans un excellent état : la rétroflexion ne s'est nullement reproduite.

Mais à côté de ces exemples où la galvanisation intra-utérine positive remet tout dans l'ordre, il peut arriver que cette même thérapeutique guérisse parfaitement la métrite et l'exsudat des culs-de-sac, mais reste sans effet pour le retour de l'utérus à sa position normale. Les adhérences disparaissent; mais la déviation ou la flexion persistent avec cette amélioration pourtant que, de fixe, l'utérus est devenu mobile : l'affection peut alors être classée parmi les déviations utérines isolées mobiles sans lésions contemporaines.

La thérapeutique ordinaire à opposer à ces catégories de déviations ou de flexions est l'abstention de toute intervention quand elles ne sont pas trop gênantes, ou les nombreux pessaires ou tiges intra-utérines, dont la multiplicité est la meilleure preuve de l'imperfection ou l'intervention chirurgicale (utérofixation, opération d'Alexander, opération de Nicolitis, etc.), quand elles sont accompgnées de symptômes pénibles.

M. Tripier, dès 1859, a proposé d'opposer à ces affections la faradisation avec la bobine à gros fil et des interruptions peu fréquentes, faradisation répétée pendant cinq minutes tous les deux jours environ, en faisant croître le flux d'induction progressivement de façon à faire supporter à l'utérus des contractions de plus en plus fortes. Selon les cas, les électrodes seraient placées différemment. Pour l'antéflexion et l'antéversion, de même que pour la rétroflexion et la rétroversion, la thérapeutique serait la même. M. Tripier (1) du reste décrit ainsi sa méthode :

« Dans l'*antéflexion*, c'est, autant que possible, sur la face postérieure de l'utérus qu'il faut agir. La malade étant couchée sur le dos, on engagera dans l'orifice externe du col l'excitateur utérin communiquant avec le pôle positif de l'appareil ; puis l'excitateur rectal en communication avec le pôle négatif. Pendant la séance dont la durée variable est déterminée par les conditions indiquées plus haut à l'occasion du traitement de l'engorgement chronique, on promènera sur la face postérieure de l'utérus l'olive de l'excitateur rectal.

« Il est bon qu'en même temps une main compresse doucement de haut en bas la région hypogastrique.

« Dans le cas de *rétroflexion*, la malade reposant sur le lit par les genoux et les coudes, on introduit dans l'anus un pessaire Gariel dans le but de relever autant que possible le fond de l'utérus et d'opérer le redressement de l'organe.

« La malade étant couchée ensuite sur le dos, on place le spéculum et l'excitateur utérin en communication avec le pôle positif de l'appareil ; puis on insuffle le pessaire rectal. Enfin, un excitateur plat répondant au pôle négatif de l'appareil est appuyé un peu fortement sur la région hypogastrique.

« La séance terminée, on laissera la malade cou-

(1) Tripier, *Manuel d'électrothérapie*, 1861, p. 565, J.-B. Baillière, éditeur.

chée reposer pendant un quart d'heure environ ;
après quoi seulement on retirera le pessaire rectal.
Cette dernière précaution ne doit pas être négligée
parce que l'effet produit se prolonge quelquefois
après qu'a cessé la faradisation ; il peut alors survenir encore des contractions assez énergiques
qu'on utilise autant que possible en laissant le
pessaire en place. »

La technique de M. Tripier a été un peu modi-
fiée par d'autres auteurs ; au lieu de présenter
l'électrode utérine à l'orifice de la cavité cervicale,
ils introduisent cette électrode dans toute la cavité ; aussi emploient-ils l'électrode de charbon
d'Apostoli ou l'électrode métallique. Ils placent
l'autre électrode tantôt sur le ventre (rétroversion
ou rétroflexion), tantôt sur le sacrum (antéversion
ou antéflexion), et distribuent le courant faradique
graduellement en enfonçant lentement la bobine
induite à gros fil sur la bobine inductrice, en
réglant le trembleur de façon à n'avoir que 3o à
5o intermittences par minute.

M. Régnier commence quelquefois le traitement
par l'application des courants continus, d'une intensité de 15 à 20 milliampères, interrompus toutes les dix secondes. Après dix à quinze galvanisations de cinq minutes de durée faites tous les
deux jours, il emploie la faradisation avec une
intensité telle que la main qui tient l'électrode
intra-utérine doit ressentir un ressaut à chaque
interruption.

Selon MM. Tripier et Régnier, les résultats seraient excellents : l'utérus reprendrait sa position normale avec une très grande rapidité quand la déviation existe seule et n'est pas accompagnée de prolapsus, recto ou cystocèle et de déchirure périnéale, — affections qu'il faudrait traiter par d'autres procédés. Le traitement nécessiterait de 20 à 40 séances.

On peut se demander s'il faut attribuer à la faradisation à gros fil la valeur que lui donnent MM. Tripier et Régnier.

Je ne nie pas qu'elle puisse diminuer la grandeur d'une déviation ou d'une flexion, mais je me demande si ce redressement utérin est bien durable et si la récidive ne se produit pas très rapidement ; car je conçois fort bien que des contractions successives puissent donner de la tonicité au muscle utérin, mais je ne crois pas que ces contractions puissent raccourcir des ligaments allongés. Il serait utile de suivre les malades traités par la faradisation à gros fil pour des flexions ou déviations utérines mobiles, sans adhérences, et de savoir pour combien de temps la faradisation les a guéris : c'est une question qui demande à être étudiée.

Aussi avant qu'on ait publié des résultats éloignés de ce mode de traitement, je ne crois pas qu'on puisse se prononcer sur la valeur de l'électricité.

Autant je crois devoir recommander la galvanisation intra-utérine positive dans les déviations ou flexions avec périmétrites, — car, une fois la périmétrite guérie, l'utérus reprend sa situation normale, et, s'il y a lieu d'opérer, l'opération devient autrement simple et facile, — autant je crois devoir être réservé sur l'indication de la faradisation à gros fil quand la position anormale ou la flexion n'est causée que par le relâchement des ligaments utérins.

§ 3. — *Maladies par défaut de tonicité.*

Ptoses génitales. — Les ligaments suspenseurs de l'utérus peuvent se relâcher ; la tonicité de la musculature vaginale peut diminuer ; la femme est alors atteinte d'abaissement utérin, de relâchement vaginal, de rectocèle, de cystocèle et, dans les cas graves, de prolapsus total.

Il est évident que le prolapsus total, quand la matrice vient à la vulve, quand les parois du vagin entraînent derrière elles la vessie et le rectum et font hernies dans le canal vaginal, ne sauraient être traitées par l'électrothérapie ; ces cas sont presque même au-dessus des ressources de la thérapeutique, car l'hystérectomie totale, même accompagnée de colpopérinéorrhaphie, ne guérit pas toujours ces affections.

Mais même des cas moins graves ne sauraient être traités par l'électrothérapie.

A mon sens, le courant faradique de quantité,

qui est la modalité électrique qu'on a proposée contre les ptoses génitales, ne doit être employé que contre les ptoses à leur tout premier degré, l'abaissement utérin léger, le colpocèle et le rectocèle à leurs débuts, quand le périnée est intact ou, s'il ne l'est pas, quand on l'a restauré par une opération autoplastique.

Même réduit à ce rôle, le courant faradique léger peut rendre des services considérables. Contre ces ptoses, qui s'accompagnent si souvent de gêne, de lourdeurs si pénibles, la thérapeutique était désarmée, car je ne crois pas que jamais les lavages chauds ou astringents, les pessaires — aussi perfectionnés aient-ils été — aient pu guérir complètement un rectocèle ou un colpocèle même débutant, ou l'empêcher de s'aggraver. Le courant faradique, quand le défaut de tonicité n'est pas encore avancé, peut au contraire ramener cette tonicité et ainsi produire la guérison.

Aussi dans toute ptose au début — et seulement dans les ptoses de cette sorte — je crois qu'il faut essayer le traitement faradique; s'il ne réussit pas il est toujours temps de se résoudre au port d'un pessaire qui souvent ne produira pas grand soulagement.

La technique sera la suivante : l'électrode active sera constituée par un spéculum métallique ouvert, placé dans le vagin, de façon à ce que ses valves soient en rapport intime avec les parois qui tendent à faire saillie trop avant dans la cavité : selon les cas, colpocèle léger ou rectocèle léger, on appuiera sur la valve antérieure ou sur la valve postérieure pour bien assurer le contact avec la partie prolabée. — L'électrode indifférente sera constituée comme à l'habitude et placée sur l'abdomen. On reliera les électrodes aux conducteurs qui vont aux chefs de la bobine à gros fil et on fera passer le courant pendant cinq minutes suivant le technique générale (page 56) avec la plus forte intensité possible. Quand l'application aura duré une à deux minutes, et aura été faite avec la plus forte intensité que la malade ait pu supporter, on pourra, sans protestation de sa part, par suite de l'accoutumance, augmenter encore le flux d'induction en rapprochant l'induit de l'inducteur ou en augmentant l'intensité du courant inducteur.

Les séances auront lieu tous les deux jours. Deux mois environ sont nécessaires pour la guérison.

Dans les ptoses plus accentuées, si la malade refuse l'intervention chirurgicale, on fera porter à la malade un pessaire ou une pelote vaginale maintenue par une ceinture abdominale et on pourra aussi trois fois par semaine pratiquer la faradisation ; mais l'intervention électrique ne sera alors que palliative.

Incontinence d'urine diurne. — L'incontinence d'urine exclusivement diurne, quand elle n'est pas due à une affection vésicale (cystite) ou générale (paralysie), auxquels cas, pour la guérir, il faudrait traiter ces affections, tient à un défaut de tonicité de l'urèthre ou plutôt du sphincter.

Assez nombreuses sont les femmes qui, en éternuant, en faisant un léger effort, émettent quelques gouttes d'urine ; c'est un accident qui survient plutôt chez celles qui ont eu des enfants, et qui ont un léger degré de colpocèle, et qui ne doit être traité que quand il se répète fréquemment.

Le seul traitement possible est le traitement électrique.

Ce traitement aura pour but de redonner de la tonicité au sphincter uréthral. On utilisera dans ce but, soit le courant induit de la bobine à gros fil, soit le courant galvanique interrompu.

On introduira une électrode à olive de métal dans le canal en plaçant l'olive au contact de l'anneau sphinctérien. On placera l'électrode indifférente sur l'abdomen. On fera passer le courant d'induction pendant 7 à 8 minutes (technique générale, p. 56), puis ensuite on pratiquera 30 à 40 renversements de courants galvaniques de 15 à 20 milliampères d'intensité (technique générale, p. 36). On répétera les séances tous les jours.

On pourra aussi employer, en cas d'échecs des moyens précédents, le procédé qu'a recommandé M. Bordier, le courant statique induit. On placera la sonde à olive dans le canal comme précédemment ; on la reliera à la cloche de mon rhéostat et on distribuera le courant suivant la technique générale (page 132).

CHAPITRE V

TROUBLES NERVEUX

§ 1er. — *Troubles de la miction et de la menstruation.*

Incontinence d'urine nocturne et diurne. — Avec le docteur Lewis Jones, on peut admettre que l'incontinence nocturne (qui dans les cas graves peut même persister en plus dans la journée) tient, comme celle des états comateux, « à ce que le contrôle cérébral des centres automatiques lombaires est défectueux, et disparaît quand le sommeil atteint un certain degré d'intensité. On peut dire que, chez les sujets affectés d'incontinence nocturne, le mécanisme de la miction est resté à l'état infantile, par défaut d'éducation des centres supérieurs, de contrôle ». Dans ce cas, comme dit M. Lewis Jones, l'électricité agit d'une façon réflexe par l'intermédiaire des impressions douloureuses qu'elle produit. Aussi cet auteur emploie-t-il le courant d'une bobine d'induction à gros fil, pendant 7 à 8 minutes, suivi de 3o à 4o chocs de courants galvaniques renversés. Il place une électrode sur l'abdomen et l'électrode active en forme de gland dans la vulve. En même temps, il apprend à la malade à s'appliquer pour corriger son habitude, à retenir le plus longtemps son urine à l'état de veille, et lui recommande d'éviter la fatigue et les veilles prolongées. Il pratique des séances quotidiennement.

La guérison survient en 3 ou 4 semaines.

On peut également, comme dans les cas d'incontinence par atonie vésicale, se servir du courant statique induit, appliqué à l'aide de mon rhéostat qu'on règle de façon à faire supporter à la malade la plus forte tension qu'elle puisse supporter.

On commencera le traitement par les applications du courant faradique suivant le procédé de M. Lewis Jones; en cas d'échec, on essaiera les applications des courants statiques induits.

Dysménorrhée. — La dysménorrhée est un état douloureux de la menstruation.

Cet état peut tenir à des causes locales, tumeurs fibreuses, ou autres, métrites, salpingites, atrésies du col et pelvipéritonites.

Quand il en est ainsi, on traite cette affection par les procédés les plus aptes à faire disparaître ses causes; on emploie l'électricité quand cette forme de l'énergie est la thérapeutique qui convient.

Mais à côté de ces dysménorrhées de causes locales, il en est d'autres où ce symptôme résulte d'une affection générale comme l'hystérie, la chloroanémie, la diathèse arthritique, le lymphatisme : au point de vue anatomique, il n'existe souvent aucunes lésions ou du moins que des lésions insuffisantes pour expliquer les crises paroxystiques qui surviennent à chaque époque.

Ces dysménorrhées sont, si l'on veut, des dysménorrhées essentielles. Le traitement à leur opposer comprend un traitement général et un traitement local : ce dernier pourra même être fait chez les vierges dans les cas particulièrement graves.

Le *traitement général* consiste, —en outre des toniques, des calmants et de l'hydrothérapie — en bains statiques et en applications des courants de haute fréquence de MM. D'Arsonval et Tesla, soit sous la forme de l'auto-conduction au moyen du grand solénoïde, soit sous la forme de la condensation au moyen du lit condensateur.

Les bains statiques avec effluves ou étincelles lombaires conviennent surtout aux hystériques et aux anémiques, car ils constituent un sédatif et un tonique très puissant.

On en administrera un quotidiennement pendant les vingt jours qui précèdent les règles, on pourra même continuer pendant leur durée. Mais on les interrompra toujours pendant les sept ou huit jours qui suivent immédiatement leur disparition.

La condensation avec le lit, l'autoconduction avec le grand solénoïde sont les procédés de traitement de choix chez les arthritiques. Sous l'influence des courants de haute fréquence, les échanges sont activés, la vie cellulaire prend un développement plus actif : les phénomènes dysménorrhéïques qui ne sont ici probablement, que la réponse des centres réflexes à un fonctionnement cellulaire insuffisant peuvent être ainsi amendés.

Les séances auront lieu tous les jours et seront commencées 20 jours avant l'époque des règles ; elles seront interrompues pendant les sept à huit jours qui suivent leur disparition.

Le traitement général déterminera à lui seul la guérison, surtout dans les cas où les règles sont accompagnées de quelques douleurs espacées ; mais non pas dans la vraie dysménorrhée grave. Il est nécessaire pour ces cas-là d'appliquer un traitement local : on pourra du reste, chez toute dysménorrhéïque déflorée, instituer d'emblée le traitement général et local ; chez une vierge on ne pratiquera ce dernier qu'après l'échec du traitement général employé sans autre adjuvant : avec un peu de savoir-faire on peut arriver du reste, même chez une vierge, à placer, sans endommager l'hymen, une électrode à l'orifice cervicale ; et c'est là la manœuvre principale de l'intervention locale : la crainte d'une défloraison ne saurait donc arrêter le médecin dans cette manière de faire ; mais bien plutôt le sentiment des convenances et la répugnance des malades.

Diverses modalités électriques ont été proposées pour les *applications locales* dans la dysménorrhée ; selon M. Apostoli, le courant ondulatoire en applications vaginales ou cervicales, avec un nombre de périodes pouvant aller de 8 à 2500 et une intensité de 10 à 20 milliampères est de beaucoup le procédé le plus efficace (technique générale, page 85). M. Marquès s'exprime ainsi à son sujet (1) : « L'action curative symptomatique du courant ondulatoire contre la dysménorrhée s'est manifestée dans de nombreux cas où ce traitement a été appliqué, soit à une période voisine des règles, soit même et surtout pendant les règles. En effet, quand nous avons été convaincus de l'innocuité des applications vaginales et cervicales et de leurs effets analgésiques vraiment remarquables, nous ne nous sommes pas bornés seulement à faire ces applications pendant la période intermenstruelle, nous avons appliqué également cette même thérapeutique pendant toute la durée des règles.

« Ces applications faites pendant la période menstruelle, ont toujours été d'une innocuité absolue et dans la majorité des cas nous ont fourni les résultats symptomatiques désirés.

« Plusieurs de nos malades, dont la dysménorrhée excessive n'avait été jusque-là atténuée que par la morphine, ont vu leurs douleurs céder complètement au seul traitement ondulatoire fait au moment de ces crises douloureuses.

« Nous avons obtenu la sédation des douleurs

(1) Marquès. Le courant ondulatoire en gynécologie, thèse. Paris, 1899.

menstruelles dans la grande majorité des cas de dysménorrhée traités un peu avant et pendant les règles.

« Durant la période menstruelle, nous n'avons jamais fait d'applications utra-utérines. Nous nous sommes bornés à des applications soit vaginales, soit intra-cervicales, et ce sont particulièrement ces dernières qui nous ont donné les meilleurs résultats.

« Dans les cas de dysménorrhée avec ménorrhagie, c'est le pôle positif que nous avons localisé dans le col.

« Lorsque nous avons eu à traiter des femmes ayant des règles très peu abondantes avec dysménorrhée, nous nous sommes servis du pôle négatif en localisation vaginale, ou mieux intra-cervicale.

« Nous n'avons pas eu l'occasion d'employer ce traitement chez des vierges, mais vu sa complète innocuité et son application facile à l'aide d'une fine électrode, nous croyons qu'il mérite d'être essayé. »

D'autres auteurs, et surtout dans les cas de dysménorrhée membraneuse, ont employé les applications galvaniques négatives intra-utérines; d'autres, le courant faradique de tension de la bobine secondaire à fil fin.

J'ai employé plusieurs fois ce dernier procédé et j'en ai retiré les plus grands bénéfices pour mes malades. L'une d'entre elles a été guérie complètement après trois séries de dix faradisations intra-utérines faites avant et au moment des règles avec le courant de la bobine à fil fin, distribué suivant la technique générale et la technique spéciale que j'ai exposées (page 160 et page 56). La fréquence des oscillations était très élevée; j'employais la plus élevée que pouvait me donner le trembleur de l'appareil. Comme pour toutes les faradisations intra-utérines, au fur et à mesure que l'application se prolongeait, je pouvais chaque fois augmenter le flux d'induction ou l'intensité du courant inducteur sans soulever des protestations de la part de la malade, alors qu'elle en aurait sûrement fait si j'avais voulu d'emblée employer un courant aussi puissant.

Migraines menstruelles. — Chez certaines femmes, chaque époque est accompagnée d'une très violente migraine, sans qu'elle soit par elle-même douloureuse ou accompagnée d'irradiations douloureuses lombaires ou abdominales.

La migraine avec vomissements précède, d'un jour ou deux, l'époque ou bien s'installe en même temps qu'elle.

Le traitement de choix sera la franklinisation sous forme de bains et de douches.

Il n'y aurait qu'au cas où la malade présenterait des signes évidents de diathèse arthritique qu'on pourra essayer l'auto-conduction ou la condensation avec les appareils de M. D'Arsonval : le plus souvent la franklinisation est le procédé le plus efficace.

Les bains statiques seront donnés tous les jours, pendant les 20 jours qui précèdent les règles ; ils seront continués pendant leur durée et seront interrompus huit jours environ après leur disparition.

Il faudra en général trois ou quatre séries pour obtenir sinon une disparition complète et sans récidives des migraines, du moins une très grande atténuation de leurs violences.

§ 2. — *Affections de la vulve.*

Prurit vulvaire. — Le prurit vulvaire, très fréquent chez les vieilles femmes, peut compliquer une lésion inflammatoire ou exister indépendamment de toute lésion. Dans le premier cas, la thérapeutique doit chercher à faire disparaître l'affection dont le prurit est l'effet, la blennorhagie, la vulvite par exemple : la marche à suivre variera avec l'affection ; mais fort souvent, comme je l'ai montré au chapitre des inflammations de la vulve, diverses modalités électriques seront tout indiquées.

Pour les prurits de la deuxième catégorie, l'effluvation sera toujours la thérapeutique de choix. On emploiera suivant la technique générale (page 132 et page 103), l'effluve et l'étincelle statiques induits, ou l'effluve et l'étincelle des courants de haute fréquence de MM. D'Arsonval et Tesla, dont la tension aura été élevée à l'aide du résonateur.

On applique au début l'effluve : s'il ne paraît pas amener la sédation, on essaiera de fines étincelles en employant l'électrode de M. Oudin à balais de clinquant, ou le petit disque à étincelles vissé sur le manche d'ébonite de mon électrode à fourreau. Mais généralement l'effluve à lui seul fait merveille.

J'ai guéri un prurit vulvaire qui faisait souffrir depuis plusieurs années une dame de 40 ans, — alors que nul topique n'avait pu la soulager et qu'elle n'obtenait avant le traitement un peu de répit dans ses douleurs qu'en se lavant la vulve à l'eau froide plusieurs fois dans la même journée, — en faisant chaque jour une séance d'effluvation statique induite. Après trente effluvations, la malade était complètement débarrassée.

§ 3. — *Affections vaginales, utérines et périutérines.*

Vaginisme. — Avec Cunning, de New-York, on peut définir le vaginisme « un spasme du vagin, qui varie de caractère, allant de la simple contraction énergique fermant l'embouchure du vagin par les muscles constricteurs du canal et quelquefois aidée par les muscles du rectum, jusqu'à celui d'une crampe sérieuse et presque tétanique, marquée par une douleur qui au premier abord, peut n'être considérée que comme un malaise et qui se change en une intense douleur persistante associée à des sentiments de frayeur et de terreur pouvant se terminer en une sorte de défaillance d'esprit ». Le vaginisme peut être causé par une plaie, une lésion vulvaire fissurale ou autre, par l'imperforation de l'hymen résistant, l'hypertrophie des caroncules myrtiformes, etc. Dans tous ces cas, traiter le vaginisme c'est d'abord traiter la lésion qui le détermine : on emploiera les divers procédés de la thérapeutique et l'électricité en particulier, si la cause déterminée rentre parmi les affections que j'ai indiquées comme tributaires de cette forme de l'énergie.

Mais il est un autre vaginisme qu'on peut appeler *essentiel ou purement nerveux*. Le premier coït a quelquefois pu avoir lieu ; que l'hymen soit perforé ou ait été enlevé chirurgicalement, le spasme du vagin se produit sans qu'une cause irritative locale puisse l'expliquer ; l'intromission du pénis, ou plutôt les tentatives d'intromission le provoquent instantanément. « Cérat, douceur et savoir-faire, » comme dit Auvard, peuvent quelquefois suffire pour la guérison. Mais souvent il n'en est pas ainsi et on a été obligé de recourir à l'intervention chirurgicale. Avant d'en être réduit à cette extrémité, qui du reste ne réussit pas toujours, on fera des applications faradiques qui, entre les mains de plusieurs auteurs, ont fait disparaître cette affection.

Quelques-uns ont recommandé la faradisation bipolaire; il ne faut point l'employer, car, comme je l'ai dit, avec une électrode portant les deux pôles à sa surface, la vulve est traversée par très peu de lignes de flux. La technique suivante est la meilleure.

On placera une grande électrode reliée à l'appareil faradique sur le ventre; et comme électrodes vaginales, on emploiera une série de bougies d'Hégar métalliques. On commencera par prendre une bougie de très faible calibre, on la fixera à l'autre fil de l'appareil faradique au moyen de l'électrophore ou d'une borne à vis et on fera passer le courant suivant la technique générale (page 56), pendant 5 minutes. On prendra ensuite une bougie plus forte, on fera passer, de nouveau, le courant pendant 5 minutes; on prendra la bougie suivante si la malade n'est pas trop fatiguée. Le lendemain on recommencera la séance faradique, mais en prenant d'emblée, si c'est possible, une bougie d'un numéro plus fort que la veille. Au bout d'une quinzaine de jours, où l'on aura fait des séances quotidiennes, on peut arriver à introduire facilement de grosses sondes.

Si on remarque que le spasme est dû à l'hyperesthésie d'un seul caroncule, on l'excisera ou on lui appliquera le traitement que j'ai formulé en parlant de l'hypertrophie des caroncules myrtiformes (page 236).

Névralgies vulvaires. — Les névralgies vulvaires peuvent être causées par une lésion organique ou au contraire n'être accompagnées d'aucune lésion anatomique : dans le 1er cas, on traitera la cause locale de la névralgie, par l'électricité s'il y a lieu.

Dans le 2e cas, il faudra traiter l'état nerveux général et local. Le *traitement calmant général*, en plus de l'hydrothérapie tiède, consistera, en bains statiques d'un quart d'heure de durée, répétés quotidiennement jusqu'à sédation ; le *traitement local* consistera aussi en électrisation, intervention supérieure en efficacité à tous les topiques.

Les galvanisations sur la vulve seront le meilleur mode d'interventions électriques. On placera sur la vulve une cinquantaine d'épaisseurs de gaze ; on posera au-dessous d'elles une plaque métallique qu'on reliera au pôle positif d'un appareil à courant constant ; on constituera une autre électrode abdominale de la même façon et on la reliera au pôle négatif de l'appareil. On fera passer le courant suivant la technique générale (page 36).

Les séances seront quotidiennes et dureront un quart d'heure avec une intensité de trente milli-ampères environ.

D'autres auteurs ont recommandé la faradisation avec la bobine à fil fin, pratiquée au moyen des mêmes électrodes que celles qu'on emploie dans la galvanisation. Je crois la galvanisation positive, avec une électrode se moulant sur les replis vulvaires, supérieure, à cause des phénomènes d'anélectrotonus qu'elle met en jeu.

Névralgies vaginales et utérines. — Les névralgies vaginales ou utérines sont rarement continues ; elles sont intermittentes et sont réveillées
par la moindre pression, le moindre contact ;
elles sont caractérisées par des douleurs lancinan-
tes survenant brusquement, cessant quelquefois
de même.

La thérapeutique comprendra les calmants gé-
n éraux (bromures, antinévralgiques, bains statiques quotidiens), et les applications électriques
locales :;ces applications consisteront en séances de
courants ondulatoires vaginales ou intra-cervicales ou en faradisations avec les courants des bobines à fil fin. La durée des séances, leur intensité,
leur nombre seront identiques à ce qu'ils sont quand
cette thérapeutique s'adresse à la dysménorrhée.
La seule différence qui existera dans la manière
d'agir c'est qu'on n'aura pas besoin de s'inquiéter
du moment des règles pour déterminer la date du
commencement du traitement.

Utérus irritables. — Il est des femmes qui,
sans avoir aucune lésion aux organes génitaux,
éprouvent une intense douleur à la moindre pression qu'on pratique au niveau du col ou sur le bas
ventre. Cet état d'irritabilité rend le coït extrêmement douloureux, sinon impossible.

En plus des calmants généraux la meilleure thérapeutique sera l'application vaginale des courants
ondulatoires ou des courants faradiques : les
séances auront lieu tous les jours ou tous les deux

jours. La manière de procéder sera la même que celle dont on a usé pour la dysménorrhée (p. 258).

Névralgies ovariennes. Grandes névralgies pelviennes. — La sensibilité ovarienne à la pression sera calmée par des étincelles statiques induites tirées au niveau des deux fosses iliaques. La malade se couchera sur le lit à speculum; on fixera mon électrode à fourreau de verre à la cloche du rhéostat : le petit disque à pointes sera vissé à son extrémité. On fera passer le courant suivant la technique générale (page 132) et on tirera de chaque fosse iliaque, au niveau des points ovariens, des étincelles pendant cinq minutes environ sur chaque côté. Les séances, qui finiront par être assez bien supportées, seront quotidiennes.

Cette thérapeutique ne sera probablement pas suffisante chez les malades qui ont de véritables névralgies ovariennes intermittentes ou continues. Les malades, d'ailleurs, qui ont des névralgies ovariennes violentes sans qu'une lésion puisse expliquer l'origine de la douleur sont en général des hystériques ou de grandes neurasthéniques.

La thérapeutique comprendra des interventions sédatives générales et des interventions locales.

Parmi les moyens sédatifs généraux, au premier rang, il faudra placer les bains statiques avec étincelles quotidiennes et les applications des courants de haute fréquence d'Arsonval-Tesla, faites chaque jour au moyen du lit condensateur avec dérivation des courants au niveau des points douloureux, grâce à un corps conducteur relié au sol placé en ces points (main de l'opérateur). Les bains conviendront plutôt aux hystériques; le lit condensateur aux neurasthéniques.

Parmi les *moyens locaux*, plus efficaces à coup sûr que tous les pansements médicaux, il faut donner le premier rang aux courants ondulatoires ou aux courants faradiques de tension.

On les appliquera suivant la technique que j'ai exposée en parlant de la dysménorrhée; les séances seront quotidiennes; une électrode sera intra-utérine ou intra-cervicale, l'autre indifférente abdominale ou lombaire.

Chez les vierges on appliquera la faradisation ou l'ondulatoire lombo-abdominal au moyen de deux vastes électrodes : l'une sera sur le ventre, l'autre sur les lombes : dans les cas graves même, on n'hésitera pas à pratiquer la faradisation ou l'ondulatoire intra-cervical; ce que l'on peut faire d'ailleurs sans déflorer aucunement les malades.

Un traitement général et local ainsi conduit, associé à des calmants et à l'hydrothérapie; pourra le plus souvent guérir les névralgies pelviennes les plus intenses. Les effets seront quelquefois longs à se faire sentir : c'est à l'électricien et à la malade de s'armer de patience. Avant de se décider à l'intervention chirurgicale (castration), qui d'ailleurs ne guérit pas toujours elle-même, il faut être certain que cette thérapeutique électrique est impuissante.

CHAPITRE VI

L'ÉLECTRICITÉ EN OBSTÉTRIQUE

Vomissements de la grossesse. — Les tentatives de traitement électrique des vomissements remontent à Duchenne, de Boulogne, à Bonnefin. Mais le principe de la méthode actuelle de galvanisation des pneumo-gastriques est l'œuvre de Beard et Rockwell et d'Althaus (1870-1871). Ce procédé a été repris par MM. Tripier et Semmola vers 1879, puis par M. Apostoli en 1882.

Après avoir d'abord préconisé l'électrisation monopolaire du pneumogastrique avec l'électrode indifférente dans la main, M. Apostoli recommande actuellement la méthode bipolaire. Il conseille de mettre deux petites électrodes de grandeur égale et de petite surface recouvertes de doubles de gaze ou d'ouate bien mouillées, dans l'angle interne des clavicules, dans un point le plus rapproché possible du tronc du nerf vague, de relier chaque électrode bien appliquée sur la peau, à l'un des pôles d'un appareil à courant continu et de faire l'application pendant la digestion. Il emploie un courant galvanique progressivement croissant de 5 à 10 milliampères et le maintient en place jusqu'à cessation de tout spasme et jusqu'à ce que la malade affirme qu'elle ne vomira plus.

MM. Bordier et Vernay, au contraire, croient à la supériorité de la méthode monopolaire. Ces auteurs galvanisent positivement et simultanément les deux pneumogastriques. Ils placent une électrode indifférente de 15o centimètres carrés au niveau de la région épigastrique, pendant que deux électrodes de 20 centimètres carrés chacune sont placées, de chaque côté du cou, entre les 2 faisceaux inférieurs du sternomastoïdien, et reliées en quantité au pôle positif de la source galvanique. Au lieu de prendre deux électrodes distinctes, quelquefois difficiles à maintenir exactement en place, ils appliquent quelquefois une seule électrode curviligne dont la partie médiane est isolée électriquement sur sa face antérieure ; ils y arrivent en interposant deux ou trois bandes de caoutchouc de 5 centimètres de long entre l'électrode et la peau de façon à ce qu'il n'y ait que les parties extrêmes de l'électrode qui soient en contact avec les téguments.

Pendant les séances, ils font ingurgiter à la malade un aliment quelconque et ils pratiquent des variations brusques d'intensité de o à 10 milliampères environ, à chaque menace de vomissements. — Les séances sont longues, car elles doivent être continuées jusqu'à ce que la malade ait pu garder une partie de ses aliments ; elles ont lieu deux fois par jour et sont continuées quelques jours ; puis on les espace jusqu'à la guérison qui, du reste, ne nécessite qu'un nombre restreint de séances.

Laquelle de ces deux méthodes faut-il employer? Au point de vue clinique, il est difficile de formuler une préférence, car il faudrait les expérimenter chez la même malade et dans les mêmes conditions extérieures; du reste, toutes deux ont donné des succès incontestables.

Au point de vue théorique, je crois la méthode monopolaire positive avec une électrode indifférente épigastrique bien plus énergique.

Dans la méthode bipolaire, il est évident que le maximum de densité électrique est le long de la ligne interpolaire. Mais précisément les pneumogastriques, si nous supposons les électrodes bien appliquées, ne touchent cette ligne qu'à ses deux extrémités; ils ne sont donc traversés par les lignes de flux que sur un très faible parcours.

Dans la méthode monopolaire (pôle positif bifurqué, électrode négative sur la région épigastrique), les lignes de flux se dirigent des deux tampons vers l'électrode épigastrique, en formant deux cônes d'axes verticaux. Le courant descend ainsi parallèlement aux deux pneumogastriques et les traverse dans toute leur étendue jusqu'à leur épanouissement dans le plexus gastrique et dans le plexus solaire. Les effets d'anélectrotonus qui se produisent au niveau du pôle positif sur les fibres nerveuses soumises à la galvanisation (diminution d'excitabilité) sont réalisées *à leur maximum;*

et le résultat cherché, l'arrêt des vomissements,
qui est le fait de la diminution de l'hyperesthésie
des pneumogastriques, est plus facilement obtenu.

Je conseille donc la méthode monopolaire avec
la technique de MM. Bordier et Vernay.

Pour produire la variation du courant, je pro-
pose le procédé suivant : on règle le rhéostat
de façon à ce que le courant qui traverse le galvanomètre, le métronome de M. Huet, et la malade ait une intensité de 10 milliampères. Puis on
place la manette du métronome sur les pastilles
qui permettent les intermittences ; pour que le
courant passe on maintient la tige du métronome
inclinée de façon à ce que les pointes plongent
d'un côté dans le mercure. On distribue le courant, en s'assurant qu'avec ce dispositif c'est bien
le pôle positif qui est en relation avec les électrodes des clavicules. Pour interrompre brutalement
le courant, il suffit alors de laisser revenir la tige
du métronome à sa position normale.

Bien entendu, ce traitement électrique ne sera
institué que pour les vomissements incoercibles,
après l'échec de médications plus simples.

Accouchement. –– L'électricité sous forme de
faradisation a été proposée pour exciter la contraction utérine, avant l'accouchement quand il y a
atonie, pendant le travail pour arrêter les hémorrhagies qui peuvent survenir, après l'expulsion du
fœtus pour précipiter la délivrance, et enfin pour
favoriser la régression du globe utérin.

La manière de poser les électrodes a varié avec les auteurs. Mackensie plaçait un pôle sur la matrice et l'autre sur la colonne vertébrale; de Saint-Germain un pôle sur le col, l'autre sur l'abdomen; M. Tripier un pôle sur le sacrum, l'autre au-dessus du pubis, quelquefois au niveau du col; M. Apostoli, un pôle intra-cervical, l'autre sur le pubis en face des deux fosses iliaques. Tous ont été à peu près d'accord pour faire durer les séances jusqu'à l'obtention des résultats demandés.

L'efficacité des faradisations sur la contraction utérine serait indéniable, d'après Ludlow, Althaus, Hamilton et Williams. Ce dernier auteur dit textuellement « que la faradisation dispense la parturiente de tout travail inutile, assouplit et fortifie les muscles abdominaux en même temps qu'elle produit des contractions fortes et uniformes de la fibre utérine, et de plus, agit aussi à travers le cordon spinal en transmettant au cerveau ses effets sédatifs ».

D'autres auteurs, par contre, trouvent dangereux d'appliquer la faradisation quand l'utérus n'est pas encore débarrassé du fœtus, — bien que certaines expériences de Saint-Germain puissent être interprétées comme une démonstration de l'innocuité de cette pratique — et déclarent qu'il faut réserver la faradisation aux hémorrhagies du post-partum. La faradisation utérine intensive agirait contre ces hémorrhagies en produisant le retrait des vaisseaux béants et la contraction de tout l'organe, souvent au bout de 20 à 3o secondes ; elle constituerait un véritable traitement de choix.

Elle serait même un traitement préventif de tous accidents selon M. Tripier, qui a écrit en 1891 :

« Depuis dix ans, je n'ai pas fait un seul accouchement sans le terminer par une séance de faradisation sacro-pubienne ou sacro-utérine, afin d'écarter les chances des hémorrhagies et je me suis demandé en même temps si on n'atténuait pas les chances d'infection puerpérale en modifiant les conditions physiques qui peuvent la favoriser.

Pour mon compte personnel, je n'ai aucune expérience sur la valeur de la faradisation avant et après l'accouchement. Je crois néanmoins que M. Verdelet (1), qui sur cette question a publié un travail historique des plus complets, auquel j'ai fait de larges emprunts pour ce paragraphe, a bien exprimé l'état de la question et l'erreur que l'on commettrait en rejetant de parti pris l'électricité de l'obstétrique, en disant à son sujet : « dans les cas simplement d'inertie utérine, elle pourrait quelquefois rendre service ; mais dans ces conditions, les moyens absolument sûrs et rapides dont on dispose prennent le pas et n'ont guère chance d'être détrônés............ Là où elle semblerait devoir être le plus efficace, c'est

____

(1) Verdelet, Sur l'emploi de l'électricité en obstétrique (*Archives d'électricité médicale*, 1898, p. 55).

pour le traitement des hémorrhagies et pour faciliter la régression de l'utérus ».

Grossesse extra-utérine. — A l'heure actuelle, la thérapeutique des grossesses extra-utérines est dominée par ce précepte de M. Pinard : « Toute grossesse extra-utérine diagnostiquée commande l'intervention chirurgicale. »

Aussi tous les procédés électriques de traitement de cette maladie doivent être rejetés : cette condamnation s'adresse aussi bien à l'électroponcture, que l'on a recommandée suivant une technique analogue à celle proposée pour l'hématocèle, qu'à la faradisation avec le courant d'un induit à gros fil (un pôle vaginal et un pôle abdominal) dont l'on a pensé user, pour tuer le fœtus et permettre ensuite sa résorption.

CHAPITRE VII

L'INTERVENTION ÉLECTRIQUE PEUT-ELLE ÊTRE UN MOYEN DE DIAGNOSTIC EN GYNÉCOLOGIE ?

En diverses affections musculaires et nerveuses, l'électricité vient fournir à elle seule le diagnostic ou du moins en apporter des bases sans lesquelles on ne pourrait rien conclure de précis : de la nature et de l'intensité des réactions objectives qu'elle produit, on peut déduire des indications absolues très nettes sur l'état d'un muscle au d'un groupe musculaire.

En gynécologie, selon M. Apostoli, l'électricité viendrait aussi apporter des éléments de diagnostic fort importants. Des réactions sensitives, des phénomènes postopératoires qu'elle détermine, on pourrait déduire l'état des annexes, l'espèce d'un fibrome, la nature d'une douleur.

D'après M. Apostoli (1) les lois qui permettraient de se renseigner sur l'état des annexes seront les suivantes :

« 1° Tout utérus interrogé galvaniquement à la

(1) Apostoli, Des contributions nouvelles du traitement électrique (faradique et galvanique) au diagnostic en gynécologie. (*Revue internat. d'électrothérapie*, octobre 1892, p. 67).

« dose de 100 à 150 milliampères qui n'éprouve au-
« cune réaction opératoire et principalement post-
« opératoire qui non seulement tolère cette dose,
« mais même voit s'atténuer les symptômes domi-
« nants (tels que douleur et hémorrhagie); tout
« utérus, dis-je, ainsi tolérant *a toujours sa pé-*
« *riphérie saine* ou, du moins, n'a pas d'inflam-
« mation *actuelle* des annexes, justiciables de la
« chirurgie, et réclame un traitement électrique,
« dont le dosage galvanique ne devra être limité
« que par les indications cliniques à remplir. Il
« peut même y avoir co-existence, dans ce cas,
« d'un *kyste simple de l'ovaire;* s'il n'y a pas
« inflammation des trompes, la même tolérance
« électrique sera conservée.

« 2° Tout utérus qui ne supporte pas 50 milliam-
« pères, ou qui les supporte mal, chez lesquels les
« suites opératoires sont très douloureuses, ou fé-
« briles, est un utérus dont la *périphérie est sus-*
« *pecte,* qu'il ne faut interroger qu'avec modéra-
« tion et prudence;

« 3° Tout utérus, dont l'intolérance initiale s'at-
« ténue avec le nombre des applications et dont
« l'amélioration symptomatique s'accentue et
« grandit avec le temps, appartient à une hystéri-
« que ou possède des annexes dont le processus
« inflammatoire est en voie de régression et d'ar-
« rêt;

« 4° Tout utérus dont l'intolérance au début,
« d'abord excessive (ne supportant pas 20 ou 30

« milliampères) se développe et grandit avec le
« nombre des séances, et s'accompagne d'une
« élévation de température, est un utérus dont la
« périphérie est atteinte d'une lésion non justicia-
« ble de la gynécologie conservatrice. Ici une sus-
« pension du traitement galvanique s'impose, une
« fois le diagnostic ainsi élucidé, et il faut songer
« à une intervention opératoire qui, le plus sou-
« vent, sera une castration légitimée par une ovaro-
« salpingite d'ordinaire suppurée. »

Les lois qui permettraient de savoir si un fibrome est ou n'est pas fibro-kystique seraient à peu
près les mêmes que celles qui nous renseignent
sur l'état des annexes.

« Si dans un utérus fibreux, » écrit M. Apostoli (1), « il y a échec avéré du traitement électri-
« que suffisamment prolongé, si aucun bienfait
« symptomatique ne se produit, s'il y a au contraire
« aggravation, il faut immédiatement interroger la
« périphérie utérine, où l'on trouvera le plus sou-
« vent la source même et la cause de cette impuis-
« sance.

« Si la périphérie utérine paraît indemne, il faut
« alors avec plus de soin examiner l'utérus lui-
« même, et l'on ne tardera pas à découvrir l'ori-
« gine exacte de l'échec électrique.

----

(1) Apostoli et Le Bec. Note sur les contributions des
applications galvaniques au diagnostic en gynécologie, avec
une observation clinique. *Société Française d'élect.*, octobre 1894. *Archives d'électr. médicale*, 1894, p. 488.

« Parmi ces causes on en distingue deux prin-
« cipales :

« 1° les tumeurs fibro-kystiques ;

« 2° la dégénérescence maligne des fibromes. »

Les applications faradiques seraient de même
un moyen de savoir si une douleur ovarienne est le
propre de l'hystérie ou si elle est accompagnée de
lésions anatomiques. « Si en effet, » dit M. Apostoli (1), « toute douleur ovarienne hystérique uni-
« latérale, et *sans lésion inflammatoire des an-*
« *nexes*, est presque toujours apaisée pendant un
« temps plus ou moins long par le courant faradi-
« que, tout insuccès de cette même médication devra
« tenir à un substratum inflammatoire entretenant
« une irritation plus ou moins grave des annexes,
« non justiciable de l'action sédative du courant
« induit.

« *Toute douleur ovarienne hystérique est jus-*
« *ticiable du courant faradique de tension;*
« *tout insuccès de cette même médication in-*
« *tra-utérine tient presque constamment à une*
« *inflammation concomitante des annexes.*

« Étant donnée une douleur ovarienne d'origine
« douteuse et méconnue, il faut d'abord faradiser
« l'utérus. Ou la douleur disparaît momentané-
« ment, ou elle n'est nullement influencée. Dans
« le premier cas, elle est d'origine hystérique, et,
« dans le second, elle tient à une affection mécon-

(1) Apostoli, *loc. cit.* Congrès de Bruxelles, 1892.

« nne des annexes qui réclamera un examen com-
« plémentaire et peut-être une intervention spé-
« ciale.

« Ainsi, si une femme vient nous consulter pour
« une douleur ovarienne vive et chez laquelle la
« palpation bi-manuelle ne fait découvrir aucune
« lésion évidente des annexes, il faut d'abord la
« faradiser; si elle n'est nullement soulagée, un
« nouvel examen s'impose, et au besoin sous chlo-
« roforme; dans le cas de doute, un traitement
« complémentaire galvanique est requis, qui con-
« firmera ce que le courant faradique n'avait fait
« que soupçonner. »

Il s'agit d'examiner si ces règles ont une réelle
valeur, et si l'on doit systématiquement les appliquer. Je ne le pense pas.

Des annexes purulentes ou des fibromes kystiques ou en état de dégénérescence maligne déter-
mineraient, selon M. Apostoli, une véritable intolérance pour le courant galvanique et cette intolérance serait accusée par la douleur et la fièvre. Il
me semble qu'on ne peut tabler pour faire un diagnostic sur un phénomène subjectif comme la
douleur. M. Houdart lui-même, qui, sous l'inspiration de M. Apostoli, a fait sa thèse « sur l'électricité
moyen de diagnostic en gynécologie », dit que le
médecin ne peut guère apprécier la réalité d'une
douleur pour la bonne raison qu'il ne peut s'en
rapporter qu'aux affirmations de la malade.

Or, la résistance à la douleur des malades est

très variable. Telle crie à la plus faible intensité, sans que d'ailleurs ses annexes soient le moins du monde enflammées. Telle autre supporte les courants les plus forts sans souffrir même si ses annexes sont purulentes. MM. Doléris et Pichevin ont constaté que des malades supportaient très bien 6o, 8o, 100 milliampères, alors qu'elles avaient des lésions suppurées autour de l'utérus; et M. Pichevin a cité, au congrès de Bruxelles de 1899, le cas d'une femme ayant un gros fibrôme et une poche pleine de pus à son voisinage qui supporta plusieurs fois des applications intra-utérines positives de 100 milliampères. M. Richelot, de même, a rapporté le cas d'une femme qui avait deux néoplasmes et une poche suppurée et qui avait très bien supporté la galvanisation intra-utérine. Moi-même, j'ai pratiqué quatre galvanisations intra-utérines positives de 100 à 120 milliampères à une dame, manifestement atteinte de fibrôme kystique avec hydrorrhée des plus considérables, qui avait tenu à ce que j'essaye sur elle le traitement que j'avais appliqué avec succès à une de ses amies atteinte de métrite hémorrhagique; et cette dame supporta parfaitement ces interventions sans en retirer au reste — comme je m'y attendais — aucune amélioration. (Elle fut opérée par la suite et guérie par M. le professeur Terrier.)

A mon sens donc les réponses douloureuses de la malade à la galvanisation n'éclairent donc que très peu le diagnostic.

Je vais même plus loin. Même, ce qui n'est pas, si une intolérance devant l'électrolyse intra-utérine était en toutes circonstances le critérium de lésions ovariennes, je crois qu'il faudrait s'abstenir d'un tel procédé d'investigation, car si chez certaines femmes il peut être sans danger, chez d'autres il n'en est plus de même. L'observation que j'ai publiée en 1895 et que j'ai rapportée ici (page 173) montre que des galvanisations intra-utérines, même à faible intensité dans des cas de lésions purulentes ovariennes, peuvent réveiller des douleurs, les rendre intolérables, nécessiter une opération alors que peut-être la lésion aurait pu guérir par l'hydrothérapie chaude et le repos. — Le *primum non nocere* n'a jamais été plus de circonstance qu'ici. Il suffit que le courant continu puisse produire des accidents dans le cas d'annexes purulentes pour qu'on doive le rejeter complètement dans les cas douteux.

Le toucher, la vue, les commémoratifs doivent suffire en général pour étayer un diagnostic.

L'échec de la faradisation intra-utérine avec la bobine à fil fin dans les cas de douleurs ovariennes n'emporte pas non plus nécessairement la conclusion que la douleur est presque sûrement causée par une inflammation concomitante des annexes. Si la proposition de M. Apostoli était exacte, la faradisation serait en quelque sorte le spécifique de la névralgie hystérique : spécifique supérieur au courant alternatif sinusoïdal, au courant ondulatoire sinusoïdal qu'il n'eût été besoin de lui préférer. Or, je ne crois pas qu'on puisse gratifier le courant faradique de la bobine à fil fin d'une telle vertu. L'hystérie est une maladie protéiforme; la panacée d'un jour échoue lamentablement, devant elle, le lendemain.

Les diverses formes de l'énergie électrique ne sont en gynécologie que des agents curatifs : elles n'ont point d'autre rôle; il est du reste amplement suffisant, amplement justifié.

FIN

DEUXIÈME PARTIE

MALADIES AUXQUELLES L'ÉLECTRICITÉ EST APPLICABLE SOIT COMME MOYEN DE TRAITEMENT SOIT COMME MOYEN DE DIAGNOSTIC

Poitiers. — Imprimerie BLAIS et ROY, 7, rue Victor-Hugo.